TIẾNG VIỆT Y KHOA
DÀNH CHO CHUYÊN VIÊN
SỨC KHỎE HOA KỲ

MEDICAL VIETNAMESE
FOR AMERICAN
HEALTHCARE PROFESSIONALS

TIẾNG VIỆT Y KHOA
DÀNH CHO CHUYÊN VIÊN SỨC KHỎE HOA KỲ

MEDICAL VIETNAMESE
FOR AMERICAN HEALTHCARE PROFESSIONALS

HUYNH WYNN TRAN, MD, FACP, FACR

Nhà xuất bản Wynn Medical Center
(Wynn Medical Center Publisher)
xuất bản lần thứ nhất tại Hoa Kỳ - Tháng 11, 2024.

ISBN-13: 979-8-3305-7926-6

HUYNH WYNN TRAN, MD, FACP, FACR

TIẾNG VIỆT Y KHOA

DÀNH CHO CHUYÊN VIÊN SỨC KHỎE HOA KỲ

MEDICAL VIETNAMESE FOR AMERICAN HEALTHCARE PROFESSIONALS

WYNN MEDICAL CENTER PUBLISHER

LỜI NÓI ĐẦU

Cộng đồng người Mỹ gốc Việt là một trong những cộng đồng người Mỹ gốc Á lớn nhất tại Hoa Kỳ, với hơn 2,2 triệu người, nhiều người trong số họ là những người nhập cư thế hệ đầu tiên hoặc thứ hai. Rào cản ngôn ngữ và hiểu lầm về văn hóa thường có thể dẫn đến giao tiếp sai, điều trị không đầy đủ và sự hài lòng thấp hơn trong chăm sóc sức khỏe.

Cuốn sách Tiếng Việt Y khoa dành cho chuyên viên sức khỏe tại Hoa Kỳ (Vietnamese Medical for American Healthcare Professionals) được thiết kế để giải quyết những thách thức này bằng cách cung cấp cho các chuyên gia chăm sóc sức khỏe người Mỹ các công cụ họ cần để cung cấp dịch vụ chăm sóc đặc biệt cho bệnh nhân người Việt.

Cuốn sách này nhấn mạnh tầm quan trọng của việc hiểu cả ngôn ngữ tiếng Việt và các sắc thái văn hóa hình thành nên niềm tin và hành vi về sức khỏe của bệnh nhân người Việt. Bằng cách học thuật ngữ y khoa bằng tiếng Việt trong khuôn khổ văn hóa, các chuyên gia chăm sóc sức khỏe người Mỹ có thể thu hẹp khoảng cách giao tiếp, đảm bảo sự hiểu biết và tin tưởng tốt hơn.

Chúng tôi hy vọng rằng tài liệu này sẽ góp phần cung cấp dịch vụ chăm sóc sức khỏe nhân ái, tôn trọng và chất lượng cao cho cộng đồng người Việt tại Hoa Kỳ.

Huynh Wynn Tran, MD, FACP, FACR
Associate Professor of Medicine and Pharmacy
CEO/Founder of Wynn Medical Center Clinics
Los Angeles, California, USA

PREFACE

The Vietnamese American population is one of the largest Asian American communities in the United States, with over 2.2 million people, many of whom are first- or second-generation immigrants. Language barriers and cultural misunderstandings can often lead to miscommunication, inadequate treatment, and lower satisfaction in healthcare.

This book, Vietnamese Medical for American Healthcare Professionals, is designed to address these challenges by offering American healthcare professionals the tools they need to provide exceptional care to Vietnamese patients.

This book emphasizes the importance of understanding both the Vietnamese language and the cultural nuances that shape Vietnamese patients' health beliefs and behaviors. By learning medical terminology in Vietnamese, alongside a cultural framework, American healthcare professionals can bridge the communication gap, ensuring better understanding and trust.

It is our hope that this resource will contribute to providing compassionate, respectful, and high-quality healthcare for the Vietnamese community in the United States.

Huynh Wynn Tran, MD, FACP, FACR
Associate Professor of Medicine and Pharmacy
CEO/Founder of Wynn Medical Center Clinics
Los Angeles, California, USA

EDITORS

Thy Huynh Thy Truong (Khloe), BS - *Team Lead*
University of California Irvine (UCI) Stem Cell Research Center Irvine, California

Ngoc Anh Thu Nguyen (Jessica)
North Park University. Chicago, Illinois

Jane Nguyen
University of California Los Angeles (UCLA). Los Angeles, California

Xuan Truc Nguyen, D.D.S
University of Medicine and Pharmacy. Ho Chi Minh City, Vietnam

MỤC LỤC

PHẦN 1. GIỚI THIỆU VỀ TIẾNG VIỆT Y KHOA

Chương 1: Tổng Quan Về Tiếng Việt Y Khoa

PHẦN 2. THUẬT NGỮ THEO CÁC HỆ CƠ QUAN

PHẦN 3. THUẬT NGỮ THEO CÁC BỆNH CHUYÊN KHOA

PHẦN 1.
GIỚI THIỆU VỀ
TIẾNG VIỆT Y KHOA

Chương 1: Tổng Quan Về Tiếng Việt Y Khoa

1.1. Nguồn Gốc của Tiếng Việt Y Khoa (Origin of Medical Vietnamese)

Tiếng Việt Y Khoa là hệ thống ngôn ngữ chuyên biệt sử dụng trong ngành y tế, bao gồm các thuật ngữ và cụm từ đặc trưng trong các lĩnh vực chăm sóc sức khỏe. Nguồn gốc của tiếng Việt Y Khoa phát triển từ hai yếu tố chính:

- Ảnh hưởng của ngôn ngữ Hán Việt: Nhiều thuật ngữ y khoa trong tiếng Việt bắt nguồn từ tiếng Trung Quốc cổ đại, đặc biệt là trong Đông y. Ví dụ: "Châm cứu" (針灸 - acupuncture), "Thủy liệu pháp" (水療法 - hydrotherapy)...

- Ảnh hưởng của tiếng Pháp và tiếng Anh: Do lịch sử là thuộc địa của Pháp và do sự phát triển của y học hiện đại, nhiều thuật ngữ y khoa trong tiếng Việt chịu ảnh hưởng từ tiếng Pháp và tiếng Anh. Ví dụ: abcès (áp-xe), virus (vi-rút), vaccine (vắc-xin), hormone (hoóc-môn)...

Vai trò của Tiếng Việt Y Khoa trong giao tiếp tại Hoa Kỳ: Tiếng Việt Y Khoa giúp các chuyên gia y tế giao tiếp rõ ràng và chính xác khi thảo luận về bệnh lý, điều trị và chăm sóc sức khỏe cho bệnh nhân người Việt.

1.2. Cách giao tiếp và danh xưng (Communication and titles in Medical Vietnamese)

- Giao tiếp trong y khoa bằng tiếng Việt rất cần sự truyền cảm về ngôn ngữ và văn hóa để tạo sự tin tưởng cho bệnh nhân người Việt. Cách dùng từ ngữ và danh xưng khi giao tiếp có thể ảnh hưởng đáng kể đến mối quan hệ giữa bác sĩ và bệnh nhân.

- Một số danh xưng thông dụng:

■ Bác sĩ (Doctor): Bệnh nhân thường gọi các chuyên gia y tế là "Bác sĩ" kèm theo tên hoặc chức danh. Ví dụ: "Bác sĩ Lan", "Bác sĩ trưởng khoa".

■ Điều Dưỡng, Y Tá (Nurse): Cụm từ phổ biến để gọi các y tá. Ví dụ: "Cô Y tá", "Anh Y tá".

■ Trợ lý y khoa (Medical Assistant)

■ Thầy Thuốc (Physician): danh xưng truyền thống, thường dùng trong giao tiếp trang trọng hoặc trong Đông y.

■ Trợ lý Bác sĩ hay Y Sĩ (Physician Assistant)

■ Điều Dưỡng Chữa Bệnh (Nurse Practitioner)

■ Dược Sĩ Chữa Bệnh (Pharmacist Practitioner)

- Cách xưng hô với bệnh nhân:

■ Ông, bà (Sir, Madam): Dùng khi giao tiếp với người lớn tuổi để thể hiện sự kính trọng.

■ Chị, anh, cô, chú (Miss, Mr., Aunt, Uncle): Tùy thuộc vào độ tuổi và mức độ thân thiết, cách xưng hô trong tiếng Việt rất đa dạng để thể hiện sự kính trọng và gần gũi.

■ Em, cháu (Younger person): Dùng khi giao tiếp với người trẻ tuổi hơn.

- Trong tiếng Việt, cách xưng hô "quý vị" và "bạn" được sử dụng tùy vào hoàn cảnh, mức độ trang trọng, và mối quan hệ giữa người nói và người nghe. Dưới đây là cách sử dụng phổ biến của hai cách xưng hô này:

■ "Quý vị"

  ● Trang trọng và tôn trọng: "Quý vị" là cách xưng hô rất lịch sự, thường được sử dụng khi nói với nhóm người, nhất là trong các hoàn cảnh trang trọng như hội nghị, sự kiện, hoặc trong các bài phát biểu. Cách xưng hô này thể hiện sự tôn trọng và lịch thiệp.

- Thường sử dụng trong y tế: Trong bối cảnh y tế, bác sĩ có thể sử dụng "quý vị" khi giao tiếp với bệnh nhân hoặc nhóm bệnh nhân, đặc biệt là khi cần truyền đạt thông tin đến nhiều người cùng một lúc.

Ví dụ:

- "Kính thưa quý vị" *(Dear all / Dear respected audience)*
- "Quý vị vui lòng chờ một chút" *(Please wait a moment)*

- **"Bạn"**
  - Thân mật và ít trang trọng hơn: "Bạn" thường được sử dụng khi nói chuyện với người cùng tuổi hoặc trong các hoàn cảnh ít trang trọng hơn. Cách xưng hô này thân thiện hơn và thường dùng khi người nói và người nghe có mối quan hệ bình đẳng.
  - Sử dụng trong giao tiếp hàng ngày: "Bạn" phổ biến trong giao tiếp hàng ngày giữa bạn bè, đồng nghiệp, hoặc giữa bác sĩ và bệnh nhân trong những hoàn cảnh thân mật, khi không cần sự trang trọng quá mức.

Ví dụ:

- "Bạn có câu hỏi gì không?" *(Do you have any questions?)*
- "Bạn có cảm thấy đau ở đâu không?" *(Do you feel pain anywhere?)*

- **Các trường hợp dùng "quý vị" và "bạn" trong bối cảnh y tế:**
  - Quý vị: Thường dùng khi nói chuyện với nhiều bệnh nhân hoặc trong một buổi tư vấn nhóm. Cũng sử dụng khi muốn thể hiện sự tôn trọng với bệnh nhân lớn tuổi hoặc những người cần sự trang trọng.

- Bạn: Sử dụng khi nói chuyện trực tiếp với một bệnh nhân, đặc biệt là khi họ trẻ tuổi hoặc trong hoàn cảnh thân mật, không cần quá trang trọng.

Tóm lại, "quý vị" phù hợp với những tình huống cần sự trang trọng, trong khi "bạn" lại gần gũi và thân thiện hơn, thích hợp với những hoàn cảnh cần sự ít trang trọng.

- Cách giao tiếp tôn trọng và nhạy cảm:
  - Trong giao tiếp y khoa tiếng Việt, các bác sĩ cần sử dụng ngôn ngữ nhẹ nhàng, dễ hiểu và tôn trọng văn hóa gia đình, nơi người nhà thường có vai trò quan trọng trong việc quyết định điều trị.

1.3. Các Chuyên Khoa Trong Tiếng Việt (Medical Specialties in Vietnamese)

Trong y khoa Việt Nam, các chuyên khoa được gọi bằng tiếng Việt và thường đi kèm với thuật ngữ y học quốc tế. Dưới đây là các chuyên khoa thông dụng và các bệnh chữa trị

- Khoa Nội (Internal Medicine): Chuyên về chẩn đoán và điều trị các bệnh lý bên trong cơ thể.

Ví dụ: "Bác sĩ Nội khoa" (Internist). Các bác sĩ nội khoa thường xử lý nhiều bệnh mạn tính và phức tạp, yêu cầu sự theo dõi và điều trị lâu dài. Các bệnh thường được bác sĩ nội khoa (Internal Medicine Doctor) điều trị:

- Tăng huyết áp (Hypertension)
- Tiểu đường (Diabetes Mellitus)
- Suy tim (Heart Failure)
- Bệnh phổi tắc nghẽn mãn tính (Chronic Obstructive Pulmonary Disease - COPD)
- Viêm khớp dạng thấp (Rheumatoid Arthritis)

- Bệnh thận mạn tính (Chronic Kidney Disease - CKD)
- Rối loạn lo âu và trầm cảm (Anxiety and Depression Disorders)
- Rối loạn mỡ máu (Hyperlipidemia)
- Viêm phổi (Pneumonia)
- Bệnh động mạch vành (Coronary Artery Disease-CAD)

■ Khoa Ngoại (Surgery): Chuyên thực hiện các phẫu thuật chữa trị bệnh.

Ví dụ: "Bác sĩ Ngoại khoa" (*Surgeon*). Các bác sĩ ngoại khoa thực hiện phẫu thuật để điều trị các tình trạng cấp cứu và phức tạp, bao gồm cả những ca liên quan đến ung thư, chấn thương và hệ tiêu hóa. Các bệnh và tình trạng thường được bác sĩ ngoại khoa (Surgeon) phẫu thuật:

- Viêm ruột thừa (Appendicitis)
- Thoát vị (Hernia)
- Sỏi mật (Gallstones - Cholelithiasis)
- Tắc ruột (Bowel Obstruction)
- Ung thư vú (Breast Cancer)
- Ung thư đại trực tràng (Colorectal Cancer)
- Chấn thương sọ não (Traumatic Brain Injury)
- Loét dạ dày thủng (Perforated Peptic Ulcer)
- Gãy xương (Bone Fractures)
- Phẫu thuật tim mạch (Cardiac Surgery - e.g., Coronary Artery Bypass Grafting)

■ **Khoa Nhi (Pediatrics):** Chuyên chăm sóc và điều trị cho trẻ em.

Ví dụ: "Bác sĩ Nhi khoa" (*Pediatrician*). Bác sĩ nhi khoa chuyên điều trị các bệnh phổ biến ở trẻ em, từ nhiễm trùng, dị ứng cho đến các vấn đề về dinh dưỡng và phát triển. Các bệnh thường được bác sĩ nhi khoa (Pediatrician) điều trị:

- Nhiễm trùng đường hô hấp (Respiratory Infections)
- Sốt siêu vi (Viral Fever)
- Hen suyễn (Asthma)
- Tiêu chảy cấp (Acute Diarrhea)
- Viêm tai giữa (Otitis Media)
- Suy dinh dưỡng (Malnutrition)
- Phát ban dị ứng (Allergic Rashes)
- Bệnh vàng da sơ sinh (Neonatal Jaundice)
- Nhiễm khuẩn da (Skin Infections)
- Thiếu máu (Anemia)

■ Khoa Sản và Phụ Khoa (Obstetrics and Gynecology - OB/GYN): Chuyên điều trị chăm sóc phụ nữ khi đang mang thang và chăm sóc các bệnh phụ nữ

Ví dụ: "Bác sĩ Sản khoa" (*Obstetrician*) hay "Bác Sĩ Phụ Khoa" (Gynecologist) là những BS chăm sóc phụ nữ trong quá trình mang thai, sinh nở, và các vấn đề phụ khoa. Các bệnh thường được bác sĩ sản phụ khoa (Obstetrician-Gynecologist - OB/GYN) điều trị:

- Viêm nhiễm phụ khoa (Gynecological Infections)
- U xơ tử cung (Uterine Fibroids)
- Lạc nội mạc tử cung (Endometriosis)
- Rối loạn kinh nguyệt (Menstrual Disorders)
- U nang buồng trứng (Ovarian Cysts)
- Mang thai và chăm sóc thai kỳ (Pregnancy and Prenatal Care)
- Sẩy thai (Miscarriage)

- Tiền sản giật (Preeclampsia)
- Ung thư phụ khoa (Gynecologic Cancers - e.g., Cervical Cancer, Ovarian Cancer)
- Sinh sản (Labor and Delivery).

■ **Khoa Tim Mạch (Cardiology):** Chuyên điều trị các bệnh lý về tim mạch.

Ví dụ: "Bác sĩ Tim mạch" (*Cardiologist*). Bác sĩ tim mạch chuyên chẩn đoán và điều trị các bệnh liên quan đến tim và hệ tuần hoàn, từ bệnh lý mạch máu đến các rối loạn tim mạch phức tạp. Các bệnh thường được bác sĩ chuyên khoa tim mạch (Cardiologist) điều trị:

- Tăng huyết áp (Hypertension)
- Bệnh động mạch vành (Coronary Artery Disease)
- Suy tim (Heart Failure)
- Rối loạn nhịp tim (Arrhythmias)
- Bệnh van tim (Valvular Heart Disease)
- Nhồi máu cơ tim (Myocardial Infarction)
- Bệnh cơ tim (Cardiomyopathy)
- Viêm màng ngoài tim (Pericarditis)
- Bệnh tim bẩm sinh (Congenital Heart Disease)
- Hẹp động mạch chủ (Aortic Stenosis)

■ **Khoa Hô Hấp (Pulmonology):** Chuyên điều trị các bệnh về phổi và hệ hô hấp.

Ví dụ: "Bác sĩ Hô hấp" (*Pulmonologist*). Bác sĩ chuyên khoa hô hấp chuyên chẩn đoán và điều trị các bệnh liên quan đến đường hô hấp và phổi, từ bệnh mãn tính đến cấp tính. Các bệnh thường được bác sĩ chuyên khoa hô hấp điều trị:

- Hen suyễn (Asthma)

- Bệnh phổi tắc nghẽn mãn tính (Chronic Obstructive Pulmonary Disease - COPD)
- Viêm phổi (Pneumonia)
- Xơ phổi (Pulmonary Fibrosis)
- Giãn phế quản (Bronchiectasis)
- Viêm phế quản mãn tính (Chronic Bronchitis)
- Ung thư phổi (Lung Cancer)
- Hội chứng ngưng thở khi ngủ (Sleep Apnea)
- Cục máu đông ở phổi (Thuyên tắc phổi) (Pulmonary Embolism)
- Tràn dịch màng phổi (Pleural Effusion)

■ **Khoa Thần Kinh (Neurology):** Chuyên về các bệnh liên quan đến hệ thần kinh.

Ví dụ: "Bác sĩ Thần kinh" (*Neurologist*). Bác sĩ chuyên khoa nội thần kinh chuyên chẩn đoán và điều trị các bệnh lý liên quan đến hệ thần kinh trung ương và ngoại vi, bao gồm não, tủy sống, và các dây thần kinh. Các bệnh thường được bác sĩ chuyên khoa nội thần kinh điều trị:

- Đột quỵ (Stroke)
- Động kinh (Epilepsy)
- Bệnh Parkinson (Parkinson's Disease)
- Chứng đau nửa đầu (Migraine)
- Chấn thương sọ não (Traumatic Brain Injury)
- Bệnh đa xơ cứng (Multiple Sclerosis)
- Bệnh Alzheimer (Alzheimer's Disease)
- Hội chứng ống cổ tay (Carpal Tunnel Syndrome)
- Xơ cứng teo cơ một bên (Amyotrophic Lateral Sclerosis - ALS)

- Viêm đa dây thần kinh (Peripheral Neuropathy)

- **Khoa Tiêu Hóa (Gastroenterology):** Chuyên về các bệnh đường tiêu hóa.

Ví dụ: "Bác sĩ Tiêu hóa" (*Gastroenterologist*). Bác sĩ chuyên khoa tiêu hóa tập trung vào chẩn đoán và điều trị các bệnh liên quan đến hệ tiêu hóa, bao gồm dạ dày, ruột, gan, và tụy. Các bệnh thường được bác sĩ chuyên khoa tiêu hóa điều trị:

- Trào ngược dạ dày thực quản (Gastroesophageal Reflux Disease - GERD)

- Loét dạ dày tá tràng (Peptic Ulcer Disease)

- Viêm gan (Hepatitis)

- Bệnh Crohn (Crohn's Disease)

- Viêm loét đại tràng (Ulcerative Colitis)

- Hội chứng ruột kích thích (Irritable Bowel Syndrome - IBS)

- Xơ gan (Cirrhosis)

- Sỏi mật (Gallstones)

- Ung thư đại trực tràng (Colorectal Cancer)

- Viêm tụy (Pancreatitis)

- **Khoa Da Liễu (Dermatology):** Chăm sóc và điều trị các bệnh về da.

Ví dụ: "Bác sĩ Da liễu" (*Dermatologist*). Bác sĩ da liễu chuyên điều trị các bệnh về da, tóc, móng và các tình trạng liên quan đến da liễu khác. Các bệnh thường được bác sĩ chuyên khoa da liễu điều trị:

- Mụn trứng cá (Acne)

- Vảy nến (Psoriasis)

- Chàm (viêm da cơ địa) (Eczema/Atopic Dermatitis)

- Nấm da (Fungal Infections)
- Viêm da tiếp xúc (Contact Dermatitis)
- Rụng tóc (Alopecia)
- Mề đay (Urticaria/Hives)
- Ung thư da (Skin Cancer)
- Nám da (Melasma)
- Herpes môi (Herpes Simplex)

- ■ **Khoa Mắt (Ophthalmology):** Chuyên về các bệnh lý liên quan đến mắt.

Ví dụ: "Bác sĩ phẫu thuật Mắt" (*Ophthalmologist*). Lưu ý là BS khúc xạ (Optometrist) cũng được gọi là BS mắt. Bác sĩ chuyên khoa mắt điều trị các bệnh liên quan đến thị lực, mắt, và cấu trúc của mắt, từ các vấn đề khúc xạ đến các bệnh lý nghiêm trọng về võng mạc và giác mạc. Các bệnh thường được bác sĩ chuyên khoa mắt (Ophthalmologist) điều trị:

- Đục thủy tinh thể (Cataract)
- Cận thị (Myopia)
- Viễn thị (Hyperopia)
- Loạn thị (Astigmatism)
- Tăng nhãn áp (Glaucoma)
- Thoái hóa điểm vàng do tuổi tác (Age-Related Macular Degeneration - AMD)
- Viêm kết mạc (Conjunctivitis)
- Bệnh võng mạc tiểu đường (Diabetic Retinopathy)
- Lác mắt (Strabismus)
- Viêm loét giác mạc (Corneal Ulcer)

- **Khoa Tâm Thần (Psychiatry):** Chuyên về các rối loạn tâm thần và sức khỏe tâm lý.

  Ví dụ: "Bác sĩ Tâm thần" (*Psychiatrist*). Bác sĩ chuyên khoa tâm thần điều trị các rối loạn liên quan đến tâm trí, hành vi, và cảm xúc, từ các vấn đề lo âu thường gặp đến các bệnh lý phức tạp như tâm thần phân liệt và rối loạn lưỡng cực. Các bệnh thường được bác sĩ chuyên khoa tâm thần điều trị:

  - Trầm cảm (Depression)
  - Rối loạn lo âu (Anxiety Disorders)
  - Rối loạn lưỡng cực (Bipolar Disorder)
  - Tâm thần phân liệt (Schizophrenia)
  - Rối loạn ám ảnh cưỡng chế (Obsessive-Compulsive Disorder - OCD)
  - Rối loạn căng thẳng sau sang chấn (Post-Traumatic Stress Disorder - PTSD)
  - Rối loạn ăn uống (Eating Disorders)
  - Chứng hoang tưởng (Delusional Disorder)
  - Rối loạn tăng động giảm chú ý (Attention Deficit Hyperactivity Disorder - ADHD)
  - Rối loạn giấc ngủ (Sleep Disorders)

- **Khoa Ung Bướu (Oncology):** Chuyên chẩn đoán và điều trị bệnh ung thư.

  Ví dụ: "Bác sĩ Ung bướu" (*Oncologist*). Bác sĩ chuyên khoa ung thư tập trung vào chẩn đoán và điều trị các loại ung thư khác nhau, từ ung thư phổ biến như ung thư phổi và ung thư vú, đến các loại ung thư hiếm và phức tạp như ung thư tuyến tụy và bệnh bạch cầu. Các bệnh thường được bác sĩ chuyên khoa ung thư điều trị:

- Ung thư phổi (Lung Cancer)
- Ung thư vú (Breast Cancer)
- Ung thư đại trực tràng (Colorectal Cancer)
- Ung thư tuyến tiền liệt (Prostate Cancer)
- Ung thư gan (Liver Cancer)
- Ung thư dạ dày (Stomach Cancer)
- Ung thư cổ tử cung (Cervical Cancer)
- Bệnh bạch cầu (ung thư máu) (Leukemia)
- U lympho (Lymphoma)
- Ung thư tuyến tụy (Pancreatic Cancer)

■ **Khoa Chấn Thương Chỉnh Hình (Orthopedic Surgery):** Chuyên về điều trị các vấn đề liên quan đến xương và khớp.

Ví dụ: "Bác sĩ Chấn thương chỉnh hình" (*Orthopedic Surgeon*). Bác sĩ chuyên khoa chấn thương chỉnh hình chuyên phẫu thuật điều trị các vấn đề liên quan đến xương, khớp, cơ, gân và dây chằng, bao gồm cả các chấn thương do thể thao và các tình trạng thoái hóa mãn tính. Các bệnh thường được bác sĩ chuyên khoa chấn thương chỉnh hình (Orthopedic Surgeon) điều trị:

- Gãy xương (Bone Fractures)
- Thoát vị đĩa đệm (Herniated Disc)
- Viêm khớp gối/khớp háng (Osteoarthritis of Knee/Hip)
- Chấn thương dây chằng chéo trước (Anterior Cruciate Ligament - ACL Tear)
- Viêm gân (Tendinitis)
- Hội chứng ống cổ tay (Carpal Tunnel Syndrome)
- Trật khớp vai (Shoulder Dislocation)

- Gai cột sống (Spinal Stenosis)
- Chấn thương thể thao (Sports Injuries)
- Bàn chân bẹt (Flatfoot)

■ **Khoa Thận (Nephrology):** Chuyên về bệnh lý liên quan đến thận.

Ví dụ: "Bác sĩ Thận học" (*Nephrologist*). Bác sĩ chuyên khoa thận tập trung vào việc chẩn đoán và điều trị các bệnh liên quan đến thận, bao gồm cả các bệnh mạn tính và cấp tính, cũng như các tình trạng phức tạp ảnh hưởng đến chức năng thận và đường tiểu. Các bệnh thường được bác sĩ chuyên khoa thận (Nephrologist) điều trị:

- Suy thận mạn tính (Chronic Kidney Disease - CKD)
- Suy thận cấp (Acute Kidney Injury - AKI)
- Bệnh cầu thận (Glomerulonephritis)
- Sỏi thận (Kidney Stones - Nephrolithiasis)
- Hội chứng thận hư (Nephrotic Syndrome)
- Nhiễm trùng đường tiểu (Urinary Tract Infection - UTI)
- Bệnh thận do tiểu đường (Diabetic Nephropathy)
- Tăng huyết áp do thận (Renovascular Hypertension)
- Bệnh thận đa nang (Polycystic Kidney Disease)
- Viêm thận bể thận (Pyelonephritis)

■ **Khoa Cơ Xương Khớp (Rheumatology):** Chuyên điều trị các bệnh nội khoa về cơ xương khớp và bệnh tự miễn

Ví Dụ: "Bác Sĩ Cơ Xương Khớp" *(Rheumatologist)*. Bác sĩ chuyên khoa cơ xương khớp tự miễn chuyên điều trị các bệnh lý liên quan đến hệ miễn dịch tấn công các khớp, cơ và mô liên kết, dẫn đến viêm và tổn thương mô trong cơ thể. Các bệnh tự miễn thường được bác sĩ chuyên khoa cơ xương khớp điều trị:

- Viêm khớp dạng thấp (Rheumatoid Arthritis)
- Lupus ban đỏ hệ thống (Systemic Lupus Erythematosus - SLE)
- Xơ cứng bì (Scleroderma)
- Viêm cột sống dính khớp (Ankylosing Spondylitis)
- Viêm khớp vảy nến (Psoriatic Arthritis)
- Hội chứng Sjögren (Sjögren's Syndrome)
- Viêm đa cơ (Polymyositis)
- Bệnh gút (Gout)
- Viêm mạch máu (Vasculitis)
- Viêm động mạch thái dương (Giant Cell Arteritis)

Chương 2: Các thuật ngữ và câu hỏi thường sử dụng trong bệnh viện và phòng khám (Common Medical Phrases in Hospitals and Clinics)

2.1. Những câu hỏi khám bệnh hay gặp (Common Medical Examination Questions)

Dưới đây là những câu hỏi khám bệnh thường gặp (Common Medical Examination Questions) ở bệnh viện hay phòng khám, giúp bác sĩ thu thập thông tin cần thiết từ bệnh nhân:

- Quý vị (Bạn) bị triệu chứng này bao lâu rồi?
  (How long have you had this symptom?)
- Quý vị (Bạn) có cảm thấy đau ở đâu không? Nếu có, hãy chỉ rõ vị trí.
  (Are you feeling any pain? If so, can you point to the location?)
- Cơn đau của quý vị (bạn) có lan ra chỗ khác không?
  (Does the pain radiate anywhere else?)
- Quý vị (Bạn) có bị sốt, ớn lạnh hoặc đổ mồ hôi nhiều không?
  (Do you have fever, chills, or excessive sweating?)
- Quý vị (Bạn) có bị khó thở hay tức ngực không?
  (Are you experiencing shortness of breath or chest tightness?)
- Quý vị (Bạn) có gặp vấn đề về tiêu hóa như buồn nôn, nôn mửa hoặc tiêu chảy không?
  (Are you having any digestive problems like nausea, vomiting, or diarrhea?)

- Quý vị (Bạn) có ho nhiều không? Nếu có, ho có kèm đờm hoặc máu không?
  (Do you have a persistent cough? If so, is it accompanied by phlegm or blood?)

- Quý vị (Bạn) có thấy giảm cân hoặc tăng cân không rõ nguyên nhân không?
  (Have you experienced any unexplained weight loss or weight gain?)

- Quý vị (Bạn) có bị đau đầu, chóng mặt hoặc ngất xỉu không?
  (Have you had headaches, dizziness, or fainting?)

- Quý vị (Bạn) có dị ứng với thuốc hoặc thực phẩm nào không?
  (Do you have any allergies to medications or food?)

- Quý vị (Bạn) có tiền sử bệnh lý gì trong gia đình không?
  (Do you have any family history of medical conditions?)

- Quý vị (Bạn) có uống thuốc gì không? Bao gồm cả thuốc kê toa và không kê toa.
  (Are you taking any medications, including over-the-counter medications?)

- Quý vị (Bạn) có bị rối loạn giấc ngủ, mất ngủ hoặc ngủ quá nhiều không?
  (Do you have any sleep disturbances, like insomnia or excessive sleeping?)

- Quý vị (Bạn) có thấy khó tiểu hoặc tiểu buốt không?
  (Are you having difficulty urinating or experiencing painful urination?)

- Quý vị (Bạn) có bị tê hoặc yếu ở tay hoặc chân không?
  (Do you have any numbness or weakness in your arms or legs?)

- Quý vị (Bạn) có bị thay đổi thị lực hay nghe kém không?
  (Have you noticed any changes in your vision or hearing?)

- Quý vị (Bạn) có cảm thấy căng thẳng, lo lắng hoặc trầm cảm không?
  (Have you been feeling stressed, anxious, or depressed?)
- Quý vị (Bạn) có bị khó tiêu hoặc ợ nóng sau khi ăn không?
  (Do you experience indigestion or heartburn after eating?)
- Quý vị (Bạn) có từng phải nhập viện hoặc phẫu thuật trước đây không?
  (Have you ever been hospitalized or had surgery before?)
- Quý vị (Bạn) có thói quen hút thuốc lá, uống rượu bia hoặc sử dụng chất kích thích không?
  (Do you have any habits such as smoking, drinking alcohol, or using recreational drugs?)

2.2. Thuật ngữ ngắn để giao tiếp với bệnh nhân (Short Phrases for Communication with Patients)

- "Xin mời vào phòng khám." *(Please come into the exam room.)*
- "Hãy chờ kết quả xét nghiệm." *(Please wait for your test results.)*
- "Quý vị cần nghỉ ngơi." *(You need to rest.)*
- "Hãy uống thuốc đúng liều lượng." *(Take your medication as prescribed.)*
- "Chúng tôi sẽ kiểm tra sức khỏe của quý vị." *(We will check your health.)*
- "Quý vị cần thực hiện thêm một số xét nghiệm." *(You need to undergo additional tests.)*
- "Hãy theo dõi các triệu chứng của quý vị." *(Please monitor your symptoms.)*
- "Quý vị cần hẹn tái khám." *(You need to schedule a follow-up appointment.)*

- "Hãy thông báo nếu quý vị có bất kỳ vấn đề nào." *(Please inform us if you have any issues.)*

- "Chúng tôi sẽ gửi kết quả cho quý vị qua email." *(We will send your results to you via email.)*

PHẦN 2.
THUẬT NGỮ THEO CÁC HỆ CƠ QUAN

Chương 3: Hệ hô hấp
(Respiratory System)

3.1. Tổng Quan Về Hệ Hô Hấp

- **Từ vựng quan trọng** (Key Medical Terminology)
  - Phổi (Lung)
  - Khí quản (Trachea)
  - Phế quản (Bronchi)
  - Phổi trái/phải (Left/Right lung)
  - Đường thở (Airway)
  - Thở khò khè (Wheezing)
  - Khó thở (Dyspnea)
  - Ho (Cough)
  - Đờm (Phlegm
  - Viêm phổi (Pneumonia)
  - Hen suyễn (Asthma)
  - Bệnh phổi tắc nghẽn mãn tính (COPD) - Chronic obstructive pulmonary disease (COPD)
  - Ung thư phổi (Lung cancer)
  - Xơ phổi (Pulmonary fibrosis
  - Tràn khí màng phổi (Pneumothorax)
  - Thở oxy (Oxygen therapy)
  - Phế cầu khuẩn (Pneumococcal bacteria)
  - Suy hô hấp (Respiratory failure)
  - Chụp X-quang ngực (Chest X-ray)
  - Nội soi phế quản (Bronchoscopy)

- **Câu hỏi thường dùng khi khám bệnh hệ hô hấp** (Common Questions when asking about respiratory symptoms)
  - "Quý vị có khó thở không?" *(Do you have difficulty breathing?)*
  - "Quý vị có bị ho không?" *(Do you have a cough?)*
  - "Quý vị có thở khò khè không?" *(Are you wheezing?)*
  - "Quý vị có khạc ra đờm không?" *(Do you cough up phlegm?)*
  - "Quý vị có bị viêm phổi không?" *(Have you had pneumonia?)*
  - "Quý vị có bị hen suyễn không?" *(Do you have asthma?)*
  - "Quý vị có cảm thấy đau ngực khi thở không?" *(Do you feel chest pain when breathing?)*
  - "Quý vị đã chụp X-quang ngực chưa?" *(Have you had a chest X-ray?)*
  - "Quý vị có đang sử dụng máy thở không?" *(Are you on a ventilator?)*
  - "Quý vị có bị ung thư phổi không?" *(Do you have lung cancer?)*
  - "Quý vị đã từng bị viêm phổi chưa?" *(Have you ever had pneumonia?)*
  - "Quý vị có bị ho ra máu không?" *(Have you coughed up blood?)*
  - "Quý vị có từng bị lao phổi không?" *(Have you ever had tuberculosis?)*
  - "Quý vị có bị khó thở khi nằm không?" *(Do you have difficulty breathing when lying down?)*

- "Quý vị có bị bệnh phổi tắc nghẽn mãn tính không?" *(Do you have COPD?)*

- "Quý vị có bị xơ phổi không?" *(Do you have pulmonary fibrosis?)*

- "Quý vị có bị viêm phế quản không?" *(Do you have bronchitis?)*

- "Quý vị có cảm thấy tức ngực không?" *(Do you feel chest tightness?)*

- "Quý vị có bị thuyên tắc phổi không?" *(Have you had a pulmonary embolism?)*

3.2. Các Bệnh Lý Về Hệ Hô Hấp (Respiratory Diseases)

■ **Từ vựng y khoa chính** (Key Medical Terminology)

- Viêm phổi (Pneumonia)

- Hen suyễn (Asthma)

- Bệnh phổi tắc nghẽn mãn tính (Chronic obstructive pulmonary disease - COPD)

- Xơ phổi (Pulmonary fibrosis)

- Viêm phế quản (Bronchitis)

- Ung thư phổi (Lung cancer)

- Bệnh lao (Tuberculosis)

- Tràn dịch màng phổi (Pleural effusion)

- Phù phổi cấp (Acute pulmonary edema)

- Viêm thanh quản (Laryngitis)

- Hội chứng ngưng thở khi ngủ (Obstructive sleep apnea - OSA)

- Viêm xoang (Sinusitis)

- Nhiễm khuẩn hô hấp trên (Upper respiratory tract infection - URI)

- Viêm họng (Pharyngitis)
- Ho ra máu (Hemoptysis)
- Suy hô hấp cấp tính (Acute respiratory distress syndrome - ARDS)
- Viêm màng phổi (Pleurisy)
- Nhiễm khuẩn phổi (Pulmonary infection)
- Khí phế thũng (Emphysema)
- Thuyên tắc phổi (Pulmonary embolism)

3.3: Các xét nghiệm và thủ thuật liên quan đến hệ hô hấp (Respiratory Tests and Procedures)

- **Từ vựng y khoa chính** (Key Medical Terminology)

  - Chụp X-quang ngực (Chest X-ray): Kỹ thuật chẩn đoán hình ảnh sử dụng tia X để tạo ra hình ảnh của phổi, tim, mạch máu, đường thở, xương sườn và cơ hoành. (A diagnostic imaging procedure that uses X rays to create images of the lungs, heart, blood vessels, airways, ribs, and diaphragm.)

  - Chụp cắt lớp vi tính phổi (Lung CT scan): Kỹ thuật chẩn đoán hình ảnh sử dụng tia X và công nghệ máy tính để tạo ra các hình ảnh cắt lớp chi tiết của phổi và các cấu trúc khác trong ngực. (A diagnostic imaging procedure that uses X-rays and computer technology to create detailed cross-sectional images of the lungs and other structures in the chest.)

  - Chụp cộng hưởng từ (Magnetic Resonance Imaging - MRI): Kỹ thuật chẩn đoán hình ảnh sử dụng từ trường và sóng radio tạo ra hình ảnh các cấu trúc bên trong của phổi. (A diagnostic imaging procedure that uses powerful magnets and radio waves to create images of the internal structures of the lungs.)

- Nội soi phế quản (Bronchoscopy): Kỹ thuật sử dụng một ống mềm với một camera nhỏ ở đầu, được đưa qua mũi hoặc miệng, xuống họng và vào phổi, để quan sát đường thở và chẩn đoán bệnh phổi. (A technique that uses a flexible tube with a small camera at the end, which is passed through the nose or mouth, down the throat, and into the lungs, to view the airways and diagnose lung diseases.)

- Chụp mạch phổi (Pulmonary angiography): Kỹ thuật chẩn đoán hình ảnh y khoa được sử dụng để hiển thị các mạch máu của phổi bằng cách tiêm chất cản quang vào các động mạch phổi, sau đó sử dụng phương pháp tia X-quang (thường dưới dạng chụp huỳnh quang) để quan sát sự lưu thông của máu qua các mạch này. (A medical imaging technique that visualizes the blood vessels of the lungs by injecting a contrast dye into the pulmonary arteries and then using X-ray imaging (often in the form of fluoroscopy) to observe the flow of blood through these vessels.)

- Đo chức năng hô hấp (Spirometry): Xét nghiệm chức năng phổi phổ biến, đo lường lượng không khí bệnh nhân có thể hít vào và thở ra, cũng như tốc độ bệnh nhân có thể thở ra. (A common pulmonary function test that measures how much air the patient can inhale and exhale, as well as how quickly the patient can exhale.)

- Đo nồng độ oxy trong máu (Pulse oximetry): Kỹ thuật theo dõi không xâm lấn đo độ bão hòa oxy trong máu bằng cách chiếu ánh sáng ở các bước sóng cụ thể qua mô, thường là qua móng tay. (A non-invasive monitoring technique that measures the oxygen saturation in the blood by shining light at specific wavelengths through tissue, most commonly the fingernail bed.)

- Khí máu động mạch (Arterial blood gas test - ABG test): Xét nghiệm đo sự cân bằng giữa oxy và carbon dioxide cũng như cân bằng axit-bazơ trong máu để đánh giá hoạt động của phổi. (A test measures the balance of oxygen and carbon dioxide and the acid-base balance in the blood to see how well the lungs are working.)

- Xét nghiệm đờm (Sputum culture): Xét nghiệm y tế nhằm tìm kiếm vi khuẩn và các mầm bệnh khác để giúp chẩn đoán nhiễm trùng trong phổi hoặc đường hô hấp. (A medical test that looks for bacteria and other germs to help diagnose an infection in the lungs or airways.)

- Sinh thiết phổi (Lung biopsy): Thủ thuật tách lấy mẫu mô phổi nhỏ bằng một loại kim đặc biệt để kiểm tra dưới kính hiển vi nhằm xác định xem có tế bào ung thư hoặc các tế bào bất thường khác hay không. (A procedure in which a small sample of lung tissue is removed with a special needle for examination under a microscope to determine if cancer or other abnormal cells are present.)

- Thở oxy (Oxygen therapy): Phương pháp điều trị cung cấp thêm oxy cho những bệnh nhân gặp vấn đề về hô hấp hoặc mắc các bệnh về phổi. (A treatment that provides extra oxygen to patients who have breathing problems or lung diseases.)

- Thở máy không xâm nhập (Non-invasive ventilation): Một loại hỗ trợ hô hấp cung cấp oxy đến phổi mà không cần ống nội khí quản hoặc can thiệp đường thở phẫu thuật. (A type of respiratory support that delivers oxygen to the lungs without the need for an endotracheal tube or surgical airway.)

- Thở máy xâm nhập (Invasive ventilation): Phương pháp cung cấp không khí và oxy với áp lực dương đến phổi thông qua một ống được đưa vào đường thở của bệnh nhân. (A method of delivering air and oxygen with positive pressure to the lungs through a tube inserted into the patient's airway.)

- Chọc dò màng phổi (Pleural tap): Thủ thuật loại bỏ dịch hoặc khí khỏi khoang ngực bằng kim hoặc ống được đưa vào khoang ngực nhằm mục đích chẩn đoán và/ hoặc điều trị. (A procedure removes fluid or air from the thoracic cavity by inserting a needle or a tube into the pleural space for both diagnostic and/or therapeutic purposes.)

- Điện tâm đồ (Electrocardiogram - ECG): Một bản đo các hoạt động điện của tim được ghi lại một cách không xâm lấn từ bề mặt cơ thể. (An electrical tracing of the heart's electrical activity recorded non-invasively from the surface of the body.)

- Siêu âm phổi (Lung ultrasound): Kỹ thuật chẩn đoán hình ảnh không xâm lấn sử dụng sóng âm để tạo ra hình ảnh của phổi và các cấu trúc khác bên trong ngực. (A non-invasive diagnostic imaging procedure that uses sound waves to create images of the lungs and other chest structures.)

- Kiểm tra dung tích phổi (Lung volume testing): Một loại xét nghiệm chức năng phổi đo lượng không khí mà phổi của bệnh nhân có thể chứa và lượng không khí còn lại trong phổi sau khi thở ra. (A type of pulmonary function test that measures how much air the patient's lungs can hold and how much air is left in the lungs after exhaling.)

- Đo lưu lượng đỉnh (Peak flow meter): Xét nghiệm đo lường tốc độ mà bệnh nhân có thể thổi không khí ra khỏi phổi sau khi hít thở vào tối đa lượng không khí mà phổi có thể chứa đựng. (A test measures how fast the patient can push air out of their lungs after full inspiration of the maximum air that the lungs can contain.)

- Thở oxy liều cao (High-flow oxygen therapy): Phương pháp hỗ trợ hô hấp cung cấp oxy cho bệnh nhân với tốc độ lưu lượng cao hơn so với liệu pháp oxy truyền thống. (A breathing support that delivers oxygen to patients at higher flow rates than traditional oxygen therapy.)

- Phẫu thuật lồng ngực (Thoracic surgery): Các điều trị phẫu thuật cho tình trạng ảnh hưởng đến các cơ quan bên trong lồng ngực, bao gồm phổi, thực quản, tim, và các cấu trúc khác như cơ hoành và thành ngực. (The surgical treatment of conditions affecting the organs within the chest (thorax), including the lungs, esophagus, heart, and other structures like the diaphragm and chest wall.)

■ **Câu hỏi thường dùng** (Common Questions)

- "Quý vị đã chụp CT ngực chưa?" *(Have you had a chest CT?)*

- "Quý vị có cần xét nghiệm đờm không?" *(Do you need a sputum culture?)*

- "Quý vị đã từng nội soi phế quản chưa?" *(Have you ever had a bronchoscopy?)*

- "Quý vị có đo chức năng hô hấp chưa?" *(Have you had a spirometry test?)*

- "Quý vị có đang sử dụng liệu pháp thở oxy không?" *(Are you on oxygen therapy?)*

- "Quý vị đã từng làm xét nghiệm khí máu động mạch chưa?" *(Have you had an arterial blood gas test?)*

- "Quý vị có cần đo nồng độ oxy trong máu không?" *(Do you need pulse oximetry?)*

- "Quý vị đã từng chọc dò màng phổi chưa?" *(Have you ever had a pleural tap?)*

- "Quý vị có cần phẫu thuật lồng ngực không?" *(Do you need thoracic surgery?)*

- "Quý vị có đo dung tích phổi chưa?" *(Have you had a lung volume test?)*

3.4. Các biện pháp điều trị và can thiệp liên quan đến hệ hô hấp (Respiratory Treatments and Interventions)

■ **Từ vựng y khoa chính** (Key Medical Terminology)

- Thở oxy (Oxygen therapy)

- Thở máy không xâm nhập (Non-invasive ventilation - BiPAP)

- Thở máy xâm nhập (Invasive mechanical ventilation)

- Điều trị bằng thuốc giãn phế quản (Bronchodilator therapy)

- Điều trị bằng corticosteroid (Corticosteroid therapy)

- Tiêm kháng sinh (Antibiotic injection)

- Liệu pháp phục hồi chức năng phổi (Pulmonary rehabilitation)
- Phẫu thuật cắt bỏ khối u phổi (Lung tumor resection surgery)
- Ghép phổi (Lung transplant)
- Điều trị xơ phổi (Pulmonary fibrosis treatment)
- Liệu pháp kháng sinh đường hô hấp (Inhaled antibiotic therapy)
- Phẫu thuật cắt phổi (Lobectomy)
- Điều trị khí phế thũng (Emphysema treatment)
- Điều trị viêm phổi do vi khuẩn (Bacterial pneumonia treatment)
- Ghép khí quản (Tracheal transplantation)
- Điều trị hen suyễn (Asthma treatment)
- Liệu pháp miễn dịch (Immunotherapy)
- Điều trị bằng thở oxy liều cao (High-flow oxygen therapy)
- Thở máy hồi sức cấp cứu (Mechanical ventilation in critical care)
- Điều trị hội chứng ngưng thở khi ngủ (Sleep apnea treatment)

■ **Câu hỏi thường dùng** (Common Questions for Respiratory Treatment)

- "Quý vị có đang sử dụng liệu pháp thở oxy không?" *(Are you on oxygen therapy?)*
- "Quý vị đã từng sử dụng máy thở không xâm nhập chưa?" *(Have you used non-invasive ventilation before?)*

- "Quý vị có cần phẫu thuật cắt bỏ khối u phổi không?" *(Do you need lung tumor surgery?)*

- "Quý vị đã từng sử dụng thuốc giãn phế quản chưa?" *(Have you used bronchodilators before?)*

- "Quý vị có đang điều trị xơ phổi không?" *(Are you being treated for pulmonary fibrosis?)*

- "Quý vị có đang tham gia liệu pháp phục hồi chức năng phổi không?" *(Are you undergoing pulmonary rehabilitation?)*

- "Quý vị có đang sử dụng liệu pháp miễn dịch không?" *(Are you on immunotherapy?)*

- "Quý vị có cần ghép phổi không?" *(Do you need a lung transplant?)*

- "Quý vị có bị viêm phổi do vi khuẩn và đang điều trị không?" *(Are you being treated for bacterial pneumonia?)*

- "Quý vị có sử dụng máy thở hồi sức cấp cứu không?" *(Are you on mechanical ventilation in critical care?)*

3.5. Các dụng cụ hỗ trợ hệ hô hấp (Respiratory Support Devices)

■ **Từ vựng y khoa chính** (Key Medical Terminology)

- Máy thở không xâm nhập (Non-invasive ventilator - BiPAP/CPAP)

- Máy thở xâm nhập (Mechanical ventilator)

- Bình oxy (Oxygen tank)

- Máy đo nồng độ oxy trong máu (Pulse oximeter)

- Máy hút dịch (Suction machine)

- Ống nội khí quản (Endotracheal tube)

- Ống dẫn khí quản (Tracheostomy tube)
- Mặt nạ oxy (Oxygen mask)
- Cân bằng oxy lưu lượng cao (High-flow nasal cannula)
- Máy phun khí dung (Nebulizer)
- Ống thông mũi (Nasal cannula)
- Van thở một chiều (One-way valve)
- Thiết bị làm ẩm oxy (Oxygen humidifier)
- Thiết bị theo dõi nhịp thở (Respiratory monitor)
- Máy nén khí oxy (Oxygen concentrator)
- Máy làm sạch đường thở (Airway clearance device)
- Bộ phận thông khí áp lực dương liên tục (CPAP machine)
- Ống dẫn khí nhân tạo (Artificial airway tube)
- Máy đo áp lực phổi (Pulmonary pressure monitor)
- Thiết bị điều chỉnh khí quản (Tracheal dilator)

■ **Câu hỏi thường dùng** (Common Questions)

- "Quý vị có sử dụng máy thở không xâm nhập không?" *(Are you using a non-invasive ventilator?)*
- "Quý vị có đang sử dụng bình oxy không?" *(Are you using an oxygen tank?)*
- "Quý vị đã từng sử dụng máy hút dịch chưa?" *(Have you ever used a suction machine?)*
- "Quý vị có cần máy phun khí dung để điều trị không?" *(Do you need a nebulizer for treatment?)*
- "Quý vị có sử dụng máy thở xâm nhập không?" *(Are you using a mechanical ventilator?)*
- "Quý vị có cần sử dụng ống thông mũi để thở oxy không?" *(Do you need a nasal cannula for oxygen?)*

- "Quý vị có sử dụng thiết bị làm ẩm oxy không?" *(Are you using an oxygen humidifier?)*
- "Quý vị có cần máy theo dõi nhịp thở không?" *(Do you need a respiratory monitor?)*
- "Quý vị có sử dụng máy nén khí oxy tại nhà không?" *(Are you using an oxygen concentrator at home?)*
- "Quý vị có đang sử dụng thiết bị thông khí áp lực dương liên tục không?" *(Are you using a CPAP machine?)*

Chương 4: Hệ tiêu hóa
(Digestive System)

4.1. Tổng Quan Về Hệ Tiêu Hóa (General Information)

- **Từ vựng y khoa quan trọng** (Key Medical Terminology)
  - Dạ dày (Stomach)
  - Thực quản (Esophagus)
  - Tá tràng (Duodenum)
  - Ruột non (Small intestine)
  - Ruột già (Đại tràng) (Large intestine/Colon)
  - Gan (Liver)
  - Túi mật (Gallbladder)
  - Tụy (Pancreas)
  - Trực tràng (Rectum)
  - Hậu môn (Anus)
  - Đau bụng (Abdominal pain)
  - Tiêu chảy (Diarrhea)
  - Táo bón (Constipation)
  - Đầy hơi (Bloating)
  - Buồn nôn (Nausea)
  - Nôn (Vomiting)
  - Xuất huyết tiêu hóa (Gastrointestinal bleeding)
  - Trào ngược dạ dày (Gastroesophageal reflux disease - GERD)

- Loét dạ dày (Gastric ulcer)
- Ung thư đại trực tràng (Colorectal cancer)

■ **Câu hỏi thường dùng** (Common Questions)

- "Quý vị có bị đau bụng không?" *(Do you have abdominal pain?)*
- "Quý vị có bị tiêu chảy không?" *(Do you have diarrhea?)*
- "Quý vị có bị táo bón không?" *(Do you have constipation?)*
- "Quý vị có cảm thấy đầy hơi không?" *(Do you feel bloated?)*
- "Quý vị có buồn nôn hoặc nôn không?" *(Do you feel nauseous or have you vomited?)*
- "Quý vị có bị trào ngược dạ dày không?" *(Do you have acid reflux?)*
- "Quý vị có cảm thấy đau rát ở ngực không?" *(Do you feel heartburn?)*
- "Quý vị có bị xuất huyết tiêu hóa không?" *(Have you had gastrointestinal bleeding?)*
- "Quý vị có đang uống thuốc điều trị dạ dày không?" *(Are you taking any medication for your stomach?)*
- "Quý vị đã từng nội soi dạ dày chưa?" *(Have you ever had an upper endoscopy?)*

4.2. Các bệnh lý về hệ tiêu hóa (Digestive System Diseases)

■ **Từ vựng y khoa chính** (Key Medical Terminology)

- Viêm dạ dày (Gastritis)
- Loét dạ dày tá tràng (Peptic ulcer)

- Viêm thực quản (Esophagitis)
- Hội chứng ruột kích thích (Irritable bowel syndrome - IBS)
- Bệnh Crohn (Crohn's disease)
- Viêm đại tràng (Colitis)
- Viêm gan (Hepatitis)
- Gan nhiễm mỡ (Fatty liver)
- Xơ gan (Cirrhosis)
- Viêm tụy (Pancreatitis)
- Sỏi mật (Gallstones)
- Ung thư gan (Liver cancer)
- Ung thư dạ dày (Stomach cancer)
- Hội chứng kém hấp thu (Malabsorption syndrome)
- Trào ngược dạ dày-thực quản (Gastroesophageal reflux disease - GERD)
- Ung thư đại tràng (Colon cancer)
- Bệnh celiac (Celiac disease)
- Polyp đại tràng (Colon polyps)
- Viêm túi thừa (Diverticulitis)
- Nhiễm trùng ruột (Intestinal infection)

■ **Câu hỏi thường dùng** (Common Questions)

- "Quý vị có từng bị viêm dạ dày không?" *(Have you ever had gastritis?)*
- "Quý vị có bị loét dạ dày tá tràng không?" *(Do you have a peptic ulcer?)*
- "Quý vị có từng được chẩn đoán với bệnh Crohn không?" *(Have you been diagnosed with Crohn's disease?)*

- "Quý vị có bị hội chứng ruột kích thích không?" *(Do you have irritable bowel syndrome?)*

- "Quý vị có bị sỏi mật không?" *(Do you have gallstones?)*

- "Quý vị có được chẩn đoán với viêm gan không?" *(Have you been diagnosed with hepatitis?)*

- "Quý vị có bị gan nhiễm mỡ không?" *(Do you have fatty liver?)*

- "Quý vị có đang điều trị xơ gan không?" *(Are you being treated for cirrhosis?)*

- "Quý vị có bị ung thư đại tràng không?" *(Do you have colon cancer?)*

- "Quý vị có từng bị viêm tụy không?" *(Have you ever had pancreatitis?)*

4.3. Các xét nghiệm và thủ thuật liên quan đến hệ tiêu hóa (Digestive System Tests and Procedures)

- **Từ vựng y khoa chính** (Key Medical Terminology)

  - Nội soi dạ dày (Esophagogastroduodenoscopy - EGD): Thủ thuật nội soi chẩn đoán sử dụng một ống mềm có gắn camera chiếu sáng ở đầu, được đưa qua cổ họng để quan sát hầu họng, thực quản, dạ dày và tá tràng. (A diagnostic endoscopic procedure that involves using a flexible tube with a lighted camera at the end, passed down the throat to visualize the oropharynx, esophagus, stomach, and proximal duodenum.)

  - Nội soi đại tràng (Colonoscopy): Thủ thuật khám bên trong đại tràng bằng một dụng cụ mỏng dạng ống có đèn và ống kính, được đưa vào qua trực tràng, giúp phát hiện những thay đổi như mô bị sưng hoặc kích ứng, polyp hoặc ung thư trong ruột già và trực tràng. (A procedure that examines the inside of the colon using a thin, tube-like instrument equipped with a light and a lens, inserted into the rectum to detect changes such as swollen or irritated tissues, polyps, or cancer in the large intestine and rectum.)

- Chụp cắt lớp vi tính ổ bụng (Abdominal CT scan): Kỹ thuật chẩn đoán hình ảnh sử dụng tia X và công nghệ máy tính để tạo ra các hình ảnh cắt lớp chi tiết của khoang bụng và các cơ quan bên trong để phát hiện khối u, các tổn thương, chấn thương, chảy máu trong khoang bụng, và nhiễm trùng. (A diagnostic imaging procedure that uses X-rays and computer technology to create detailed cross-sectional images of the abdomen and internal organs to detect masses, lesions, injuries, internal bleeding, and infections.)

- Siêu âm bụng (Abdominal ultrasound): Thủ thuật chẩn đoán hình ảnh sử dụng công nghệ sóng âm để đánh giá các cơ quan, cấu trúc, và dòng máu bên trong bụng. (A procedure that uses sound wave technology to assess the organs, structures, and blood flow inside the abdomen.)

- Chụp X-quang bụng (Abdominal X-ray): Kỹ thuật chẩn đoán hình ảnh sử dụng tia X để tạo ra hình ảnh của bên trong khoang bụng. (A diagnostic imaging procedure that uses X-rays to create images of the inside of the abdominal cavity.)

- Sinh thiết gan (Liver biopsy): Thủ thuật tách lấy một mẫu mô gan nhỏ bằng cách đưa một cây kim nhỏ xuyên qua da vào gan để nhằm kiểm tra và phát hiện các dấu hiệu của bệnh hoặc tổn thương. (A procedure that involves removing a small liver tissue sample by inserting a thin needle through the skin into the liver for examination and to detect signs of disease or damage.)

- Chụp cộng hưởng từ mật tụy (Magnetic resonance cholangiopancreatography - MRCP): Kỹ thuật chẩn đoán hình ảnh sử dụng từ trường và sóng radio tạo ra hình ảnh của hệ thống ống mật và tuyến tụy. (A diagnostic imaging procedure that uses powerful magnets and radio waves to create images of the biliary and pancreatic systems.)

- Xét nghiệm chức năng gan (Liver function tests): Xét nghiệm máu đo các chất khác nhau do gan sản xuất, như protein, enzyme và bilirubin, nhằm chỉ ra các bệnh khác nhau có liên quan đến mức độ bất thường. (A blood test that measures various substances produced by the liver, such as proteins, enzymes, and bilirubin, to indicate different diseases with abnormal levels.)

- Xét nghiệm phân (Stool test): Một loại xét nghiệm chẩn đoán để xác định nguyên nhân gây ra các vấn đề về tiêu hóa, bằng cách phát hiện vi khuẩn, virus, mầm bệnh trong phân, hoặc có thể tìm các dấu hiệu khác, như máu ẩn, ung thư, và bệnh trĩ. (A diagnostic test to determine the cause of digestive issues by detecting bacteria, viruses, pathogens in the stool, or other signs, like hidden blood, cancer, and hemorrhoids.)

- Xét nghiệm vi khuẩn H. pylori (H. pylori test): Một loạt các xét nghiệm xâm lấn và không xâm lấn để phát hiện sự hiện diện của kháng nguyên H. pylori trong mẫu phân, huyết thanh, máu, nước tiểu hoặc mẫu nước bọt trong miệng. (A series of invasive and non-invasive tests to detect presence of H. pylori antigens in the stool, serum, blood, urine, or oral samples.)

- Xét nghiệm vi khuẩn H. pylori bằng hơi thở (H. pylori breath test): Xét nghiệm đo lượng khí CO2 trong hơi thở của bệnh nhân sau khi uống một viên thuốc, chất lỏng hoặc pudding có chứa các phân tử carbon, nhằm xác định sự hiện diện của vi khuẩn Helicobacter pylori. (A test measures the amount of carbon dioxide in the patient's breath after swallowing a pill, liquid or pudding that contains tagged carbon molecules to determine the presence of bacterium Helicobacter pylori.)

- Nội soi tụy mật ngược dòng (Endoscopic retrograde cholangiopancreatography - ERCP): Một thủ tục kết hợp nội soi đường tiêu hóa bên trên và chụp X-quang để chẩn đoán và điều trị các vấn đề ở gan, túi mật, ống mật và tuyến tụy. (A procedure that combines upper gastrointestinal endoscopy and x-rays to diagnose and treat problems in the liver, gallbladder, bile ducts, and pancreas.)

- Chụp động mạch mạc treo (Mesenteric angiography): Thủ thuật sử dụng thuốc nhuộm đặc biệt (chất cản quang) và tia X để quan sát các mạch máu cung cấp cho ruột non và ruột già. (A procedure that uses a special dye (contrast material) and X-rays to look at the blood vessels that supply the small and large intestines.)

- Kiểm tra axit dạ dày (Gastric pH monitoring): Xét nghiệm đo tần suất axit dạ dày đi vào ống dẫn từ miệng đến dạ dày, còn được gọi là thực quản. (A test that measures how often stomach acid enters the tube that leads from the mouth to the stomach, called the esophagus.)

- Chụp cộng hưởng từ ổ bụng (Abdominal MRI): Kỹ thuật chẩn đoán hình ảnh sử dụng từ trường và sóng radio tạo ra hình ảnh của bên trong vùng bụng. (A diagnostic imaging procedure that uses powerful magnets and radio waves to create images of the inside of the belly area.)

- Sinh thiết niêm mạc dạ dày (Gastric mucosal biopsy): Thủ thuật tách lấy một mẫu mô dạ dày để xét nghiệm, thường là từ lớp niêm mạc bên trong của dạ dày. (A procedure that removes a sample of stomach tissue for examination, usually from the stomach's inner lining.)

- Kiểm tra khả năng hấp thu chất béo (Fat absorption test): Xét nghiệm để đo lượng chất béo trong mẫu phân để đánh giá khả năng hấp thụ chất béo của cơ thể. (A test that measures the amount of fat in a stool sample to evaluate how well the body absorbs fat.)

- Xét nghiệm máu ẩn trong phân (Fecal occult blood test): Xét nghiệm kiểm tra máu ẩn trong phân để tìm dấu hiệu ung thư đại trực tràng hoặc các vấn đề khác, chẳng hạn như polyp, loét, hoặc trĩ. (A test that checks for occult (hidden) blood in the stool to look for signs of colorectal cancer or other problems, such as polyps, ulcers, or hemorrhoids.)

- Nội soi viên nang (Capsule endoscopy): Một nghiên cứu về đường tiêu hóa sử dụng camera có hình dạng viên nang để chụp hình ảnh thành ruột. (A gastrointestinal study that uses a pill camera to take images of the intestinal lumen.)

- Xét nghiệm chức năng ruột non (Small intestine

function test): Một loạt các xét nghiệm đánh giá mức độ hấp thụ chất dinh dưỡng và tiêu hóa thức ăn của ruột non để giúp chẩn đoán các rối loạn ảnh hưởng đến ruột non. (A series of tests that evaluate how well the small intestine absorbs nutrients and digests food to help diagnosing disorders that affect the small intestine.)

- **Câu hỏi thường dùng** (Common Questions)

  - "Quý vị đã từng nội soi dạ dày chưa?" *(Have you ever had an upper endoscopy?)*

  - "Quý vị đã từng nội soi đại tràng chưa?" *(Have you ever had a colonoscopy?)*

  - "Quý vị có cần siêu âm bụng không?" *(Do you need an abdominal ultrasound?)*

  - "Quý vị đã từng làm xét nghiệm chức năng gan chưa?" *(Have you had liver function tests?)*

  - "Quý vị có cần xét nghiệm phân không?" *(Do you need a stool test?)*

  - "Quý vị có cần chụp CT ổ bụng không?" *(Do you need an abdominal CT scan?)*

  - "Quý vị có từng làm xét nghiệm vi khuẩn H. pylori chưa?" *(Have you had an H. pylori test?)*

  - "Quý vị có cần sinh thiết gan không?" *(Do you need a liver biopsy?)*

  - "Quý vị có từng nội soi tụy mật ngược dòng không?" *(Have you had ERCP before?)*

  - "Quý vị có cần xét nghiệm máu ẩn trong phân không?" *(Do you need a fecal occult blood test?)*

4.4. Các phương pháp điều trị và can thiệp hệ tiêu hóa (Digestive System Treatments and Interventions)

■ **Từ vựng y khoa chính** (Key Medical Terminology)

- Điều trị bằng thuốc kháng acid (Antacid therapy)
- Điều trị bằng thuốc ức chế bơm proton (Proton pump inhibitor therapy - PPI)
- Điều trị bằng thuốc kháng sinh (Antibiotic therapy)
- Phẫu thuật cắt dạ dày (Gastrectomy)
- Cắt bỏ túi mật (Cholecystectomy)
- Ghép gan (Liver transplant)
- Điều trị viêm gan (Hepatitis treatment)
- Phẫu thuật nội soi (Laparoscopic surgery)
- Điều trị loét dạ dày (Ulcer treatment)
- Điều trị bệnh Crohn (Crohn's disease treatment)
- Điều trị hội chứng ruột kích thích (Irritable Bowel Syndrome - IBS)
- Điều trị ung thư đại trực tràng (Colorectal cancer treatment)
- Điều trị viêm tụy cấp tính (Acute pancreatitis treatment)
- Điều trị gan nhiễm mỡ (Fatty liver treatment)
- Phẫu thuật cắt bỏ ruột thừa (Appendectomy)
- Phẫu thuật cắt bỏ một phần đại tràng (Partial colectomy)
- Điều trị trào ngược dạ dày (Gastroesophageal Reflux Disease - GERD treatment)
- Phẫu thuật điều trị sỏi mật (Gallstone surgery)
- Điều trị viêm đại tràng (Colitis treatment)

- Liệu pháp miễn dịch (Immunotherapy)

■ **Câu hỏi thường dùng** (Common Questions)

1. "Quý vị có đang sử dụng thuốc kháng acid không?" *(Are you taking antacids?)*

2. "Quý vị có đang điều trị bằng thuốc ức chế bơm proton không?" *(Are you on proton pump inhibitors?)*

3. "Quý vị có cần phẫu thuật cắt bỏ túi mật không?" *(Do you need gallbladder surgery?)*

4. "Quý vị có bị viêm gan và đang điều trị không?" *(Are you being treated for hepatitis?)*

5. "Quý vị có cần phẫu thuật nội soi không?" *(Do you need laparoscopic surgery?)*

6. "Quý vị đã từng ghép gan chưa?" *(Have you had a liver transplant?)*

7. "Quý vị có đang điều trị hội chứng ruột kích thích không?" *(Are you being treated for IBS?)*

8. "Quý vị có đang điều trị ung thư đại trực tràng không?" *(Are you undergoing colorectal cancer treatment?)*

9. "Quý vị có cần điều trị trào ngược dạ dày không?" *(Do you need treatment for GERD?)*

10. "Quý vị có cần phẫu thuật cắt ruột thừa không?" *(Do you need an appendectomy?)*

4.5. Chế độ ăn uống và phòng ngừa bệnh lý tiêu hóa (Digestive Health Nutrition and Prevention)

■ **Từ vựng y khoa chính** (Key Medical Terminology)

- Chế độ ăn uống (Diet)

- Chế độ ăn giàu chất xơ (High-fiber diet)
- Chế độ ăn ít chất béo (Low-fat diet)
- Thực phẩm không chứa gluten (Gluten-free diet)
- Chế độ ăn kiêng (Dietary restriction)
- Thực phẩm giàu probiotic (Probiotic-rich foods)
- Điều trị bằng bổ sung enzyme tiêu hóa (Digestive enzyme supplements)
- Thực phẩm gây kích thích dạ dày (Stomach irritants)
- Phòng ngừa ung thư đại tràng (Colon cancer prevention)
- Thực phẩm chống viêm (Anti-inflammatory foods)
- Chế độ ăn ít đường (Low-sugar diet)
- Thực phẩm chức năng hỗ trợ tiêu hóa (Digestive supplements)
- Tránh uống rượu (Avoiding alcohol)
- Uống nhiều nước (Staying hydrated)
- Điều trị bằng men vi sinh (Probiotic treatment)
- Thực phẩm không chứa lactose (Lactose-free diet)
- Điều trị bằng chất bổ sung chất xơ (Fiber supplements)
- Tránh thức ăn cay (Avoiding spicy food)
- Phòng ngừa viêm loét dạ dày (Ulcer prevention)
- Giảm tiêu thụ caffeine (Reducing caffeine intake)

- **Câu hỏi thường dùng** (Common Questions)
  - "Quý vị có đang theo chế độ ăn giàu chất xơ không?" *(Are you on a high-fiber diet?)*
  - "Quý vị có đang kiêng gluten không?" *(Are you following a gluten-free diet?)*

- "Quý vị có tránh thực phẩm gây kích thích dạ dày không?" *(Are you avoiding stomach irritants?)*
- "Quý vị có uống nhiều nước không?" *(Are you staying hydrated?)*
- "Quý vị có đang bổ sung men vi sinh không?" *(Are you taking probiotics?)*
- "Quý vị có chế độ ăn ít chất béo không?" *(Are you on a low-fat diet?)*
- "Quý vị có tránh uống rượu không?" *(Are you avoiding alcohol?)*
- "Quý vị có bị dị ứng lactose không?" *(Are you lactose intolerant?)*
- "Quý vị có ăn thực phẩm chống viêm không?" *(Are you consuming anti-inflammatory foods?)*
- "Quý vị có cần bổ sung enzyme tiêu hóa không?" *(Do you need digestive enzyme supplements?)*

Chương 5: Hệ tim mạch (Cardiovascular System)

5.1. Tổng quan về hệ tim mạch (General Information about the Cardiovascular System)

■ **Từ vựng y khoa chính** (Key Medical Terminology)

- Tim (Heart)
- Động mạch (Artery)
- Tĩnh mạch (Vein)
- Huyết áp (Blood pressure)
- Nhịp tim (Heart rate)
- Đau thắt ngực (Angina)
- Nhồi máu cơ tim (Myocardial infarction)
- Đột quỵ (Stroke)
- Tắc mạch (Embolism)
- Suy tim (Heart failure)
- Hẹp van tim (Heart valve stenosis)
- Phình động mạch (Aneurysm)
- Rối loạn nhịp tim (Arrhythmia)
- Huyết khối (Thrombosis)
- Tăng huyết áp (Hypertension)
- Hạ huyết áp (Hypotension)
- Sốc tim (Cardiogenic shock)
- Viêm màng ngoài tim (Pericarditis)
- Phẫu thuật bắc cầu động mạch vành (Coronary artery bypass surgery)

- Máy tạo nhịp tim (Pacemaker)

■ **Câu hỏi thường dùng** (Common Questions)

- "Quý vị có bị đau ngực không?" *(Do you have chest pain?)*

- "Nhịp tim của Quý vị có bất thường không?" *(Is your heart rate irregular?)*

- "Quý vị có cảm thấy hồi hộp hoặc tim đập nhanh không?" *(Do you feel palpitations or rapid heartbeat?)*

- "Quý vị có bị khó thở khi nằm xuống không?" *(Do you have shortness of breath when lying down?)*

- "Quý vị có bị sưng chân hoặc mắt cá chân không?" *(Do you have swelling in your legs or ankles?)*

- "Quý vị đã từng bị nhồi máu cơ tim chưa?" *(Have you ever had a heart attack?)*

- "Quý vị có tiền sử cao huyết áp không?" *(Do you have a history of high blood pressure?)*

- "Quý vị có cần máy tạo nhịp tim không?" *(Do you need a pacemaker?)*

- "Quý vị đã từng được chẩn đoán với bệnh suy tim chưa?" *(Have you been diagnosed with heart failure?)*

- "Quý vị có bị tăng huyết áp không?" *(Do you have hypertension?)*

5.2. Các bệnh lý về hệ tim mạch (Cardiovascular Diseases)

■ **Từ vựng y khoa chính** (Key Medical Terminology)

- Nhồi máu cơ tim (Myocardial infarction - Heart attack)
- Đột quỵ (Stroke)
- Cao huyết áp (Hypertension)

- Huyết khối tĩnh mạch sâu (Deep vein thrombosis - DVT)
- Suy tim (Heart failure)
- Bệnh mạch vành (Coronary artery disease)
- Rung nhĩ (Atrial fibrillation)
- Bệnh tim bẩm sinh (Congenital heart disease)
- Viêm màng ngoài tim (Pericarditis)
- Hở van tim (Heart valve regurgitation)
- Phình động mạch (Aneurysm)
- Hẹp động mạch vành (Coronary artery stenosis)
- Thuyên tắc phổi (Pulmonary embolism)
- Huyết áp thấp (Low blood pressure)
- Bệnh tim do thiếu máu cục bộ (Ischemic heart disease)
- Sốc tim (Cardiogenic shock)
- Viêm nội tâm mạc (Endocarditis)
- Rối loạn nhịp tim (Arrhythmia)
- Đau thắt ngực không ổn định (Unstable angina)
- Bệnh tim do cao huyết áp (Hypertensive heart disease)

■ **Câu hỏi thường dùng** (Common Questions)

- "Quý vị có từng bị nhồi máu cơ tim không?" *(Have you ever had a heart attack?)*
- "Quý vị có tiền sử bị đột quỵ không?" *(Do you have a history of stroke?)*
- "Quý vị có bị cao huyết áp không?" *(Do you have hypertension?)*
- "Quý vị có cảm thấy đau ngực khi gắng sức không?" *(Do you experience chest pain with exertion?)*

- "Quý vị có tiền sử bệnh tim mạch vành không?" *(Do you have coronary artery disease?)*

- "Quý vị có từng bị huyết khối tĩnh mạch sâu không?" *(Have you ever had deep vein thrombosis?)*

- "Quý vị có bị suy tim không?" *(Do you have heart failure?)*

- "Quý vị có bị rối loạn nhịp tim không?" *(Do you have arrhythmia?)*

- "Quý vị đã từng bị hở van tim chưa?" *(Have you ever had heart valve regurgitation?)*

- "Quý vị có từng bị thuyên tắc phổi không?" *(Have you ever had a pulmonary embolism?)*

5.3. Các xét nghiệm và thủ thuật liên quan đến hệ tim mạch (Cardiovascular Tests and Procedures)

■ **Từ vựng y khoa chính** (Key Medical Terminology)

- Điện tâm đồ (Electrocardiogram - ECG): Một bản ghi lại hoạt động điện của tim được thực hiện không xâm lấn từ bề mặt cơ thể. (An electrical tracing of the heart's electrical activity recorded non-invasively from the surface of the body.)

- Siêu âm tim (Echocardiogram): Xét nghiệm sử dụng sóng âm tần số cao (siêu âm) để tạo hình ảnh của tim. (A test that uses high frequency sound waves (ultrasound) to create images of the heart.)

- Chụp hình mạch vành (Coronary angiography): Thủ thuật sử dụng thuốc nhuộm đặc biệt (chất cản quang) và tia X để quan sát dòng chảy của máu qua các động mạch trong tim. (A procedure that uses a special dye (contrast material) and X-rays to see how blood flows through the arteries in the heart.)

- Chụp cắt lớp vi tính động mạch vành (Coronary CT scan): Kỹ thuật chẩn đoán hình ảnh sử dụng tia X và công nghệ máy tính để tạo ra các hình ảnh cắt lớp chi tiết của tim và các mạch máu cung cấp cho tim. (A diagnostic imaging procedure that uses X-rays and computer technology to create detailed cross-sectional images of the heart and blood vessels that supply it.)

- Chụp cộng hưởng từ tim (Cardiac MRI): Kỹ thuật chẩn đoán hình ảnh sử dụng từ trường và sóng radio tạo ra hình ảnh của tim và động mạch. (A diagnostic imaging procedure that uses powerful magnets and radio waves to create images of the heart and arteries.)

- Xét nghiệm stress tim (Cardiac stress test): Thủ thuật giúp xác định tim hoạt động tốt như thế nào khi làm việc ở mức tối đa, thường bao gồm việc đi bộ trên máy chạy bộ hoặc đạp xe đạp cố định trong khi được kết nối với máy đo điện tâm đồ (EKG) để theo dõi hoạt động của tim. (A procedure that helps to determine how well the heart responds during times when it's working its hardest and typically involves walking on a treadmill or pedaling on a stationary bike while hooked up to an EKG to monitor the heart's activity.)

- Đo Holter 24 giờ (24-hour Holter monitoring): Một loại điện tâm đồ (ECG) di động ghi lại hoạt động điện của tim trong suốt 24 giờ hoặc lâu hơn khi bệnh nhân không ở tại phòng khám y khoa. (A type of portable electrocardiogram (ECG) that records the electrical activity of the heart over 24 hours or longer while the patients are away from the healthcare clinic.)

- Đo huyết áp liên tục (Ambulatory blood pressure monitoring): Phương pháp đo huyết áp liên tục trong 24 giờ bằng cách sử dụng một máy đo huyết áp nhỏ gọn và di động. (A method to measure the blood pressure on a continuous basis for 24 hours using a small, portable blood pressure monitor.)

- Chụp X-quang ngực (Chest X-ray): Kỹ thuật chẩn đoán hình ảnh sử dụng tia X để tạo ra hình ảnh của phổi, tim, mạch máu, đường thở, xương sườn và cơ hoành. (A diagnostic imaging procedure that uses X-rays to create images of the lungs, heart, blood vessels, airways, ribs, and diaphragm.)

- Thông tim (Cardiac catheterization): Thủ thuật y tế sử dụng một ống dài, mỏng và linh hoạt gọi là ống thông, được đưa vào mạch máu ở cánh tay, háng, đùi trên hoặc cổ, để kiểm tra hoặc điều trị một số vấn đề về tim hoặc mạch máu, chẳng hạn như động mạch bị tắc hoặc rối loạn nhịp tim. (A medical procedure involves using a long, thin, flexible tube called a catheter put into a blood vessel in the arm, groin, upper thigh, or neck, to test or treat certain heart or blood vessel problems, such as clogged arteries or irregular heartbeats.)

- Đo chức năng tim phổi (Cardiopulmonary exercise testing): Một quy trình đánh giá mức độ hoạt động của tim, phổi, mạch máu và cơ bắp trong quá trình tập thể dục. (A procedure that assesses how well the heart, lungs, blood vessels, and muscles function during exercise.)

- Sinh thiết cơ tim (Myocardial biopsy): Thủ thuật tách lấy một mẫu mô tế bào tim nhỏ để xét nghiệm nhằm kiểm tra bệnh tim hoặc các tình trạng khác. (A procedure that involves removing a small sample of heart tissue for examination to check for heart disease or other conditions.)

- Đặt stent mạch vành (Coronary stent placement): Thủ thuật xâm lấn tối thiểu liên quan đến việc đưa một ống lưới kim loại nhỏ, có thể mở rộng vào động mạch vành để giữ cho động mạch vành luôn mở. (A minimally invasive procedure that involves inserting a small, expandable metal mesh tube into a coronary artery to keep the coronary artery open.)

- Đo lượng oxy trong máu (Pulse oximetry): Kỹ thuật theo dõi không xâm lấn để đo độ bão hòa oxy trong máu bằng cách chiếu ánh sáng ở các bước sóng cụ thể qua mô, thường là qua móng tay. (A non-invasive monitoring technique that measures the oxygen saturation in the blood by shining light at specific wavelengths through tissue, most commonly the fingernail bed.)

- Siêu âm Doppler tĩnh mạch (Venous Doppler ultrasound): Thủ thuật chẩn đoán hình ảnh không xâm lấn sử dụng sóng âm tần số cao để kiểm tra dòng chảy máu trong các tĩnh mạch và động mạch lớn của cơ thể. (A non-invasive diagnostic test that uses high-frequency sound waves to examine blood flow in the body's large veins and arteries.)

- Xét nghiệm máu men tim (Troponin test): Xét nghiệm dùng để đo mức độ troponin trong mẫu máu để giúp chẩn đoán tổn thương tim. (A test to measures the level of troponin in a blood sample to help diagnose heart damage.)

- Chụp động mạch vành có cản quang (CT coronary angiography): Kỹ thuật chẩn đoán hình ảnh sử dụng tia

X và công nghệ máy tính để tạo ra các hình ảnh cắt lớp chi tiết của tim và các mạch máu của tim, nhằm chẩn đoán các bệnh tim bằng cách xác định các tắc nghẽn, mảng bám hoặc sự thu hẹp trong các động mạch vành. (A diagnostic imaging procedure that uses X-rays and computer technology to create detailed cross-sectional images of the heart and its blood vessels to diagnose heart conditions by identifying blockages, plaque, or narrowing in the coronary arteries.)

- Siêu âm động mạch cảnh (Carotid ultrasound): Thủ thuật chẩn đoán hình ảnh không xâm lấn sử dụng sóng âm để kiểm tra các động mạch cảnh ở cổ. (A noninvasive diagnostic imaging procedure that uses sound waves to examine the carotid arteries in the neck.)

- Đo lưu lượng máu (Blood flow measurement): Xét nghiệm định lượng thể tích máu đi qua một điểm cụ thể trong hệ thống mạch máu trong một khoảng thời gian nhất định. (A test quantifies the volume of blood that passes through a specific point in the vascular system over a given period of time.)

- Xét nghiệm lipid máu (Lipid profile test): Xét nghiệm máu đo các loại lipid khác nhau, bao gồm tổng số cholesterol, HDL (cholesterol tốt), LDL (cholesterol xấu), triglyceride (mỡ dầu) và VLDL, nhằm theo dõi và đánh giá nguy cơ mắc bệnh tim mạch. (A blood test measures various types of lipids, including total cholesterol, HDL (good cholesterol), LDL (bad cholesterol), triglycerides, and VLDL, to monitor and assess the risk of cardiovascular disease.)

- **Câu hỏi thường dùng** (Common Questions)

- "Quý vị đã từng làm điện tâm đồ chưa?" *(Have you had an ECG before?)*

- "Quý vị có cần chụp mạch vành không?" *(Do you need coronary angiography?)*

- "Quý vị đã từng làm siêu âm tim chưa?" *(Have you had an echocardiogram before?)*

- "Quý vị có cần xét nghiệm stress tim không?" *(Do you need a cardiac stress test?)*

- "Quý vị đã từng sử dụng máy đo Holter 24 giờ chưa?" *(Have you ever worn a 24-hour Holter monitor?)*

- "Quý vị có cần đo huyết áp liên tục không?" *(Do you need ambulatory blood pressure monitoring?)*

- "Quý vị đã từng chụp cắt lớp vi tính động mạch vành chưa?" *(Have you had a coronary CT scan?)*

- "Quý vị có cần đặt stent mạch vành không?" *(Do you need coronary stent placement?)*

- "Quý vị đã từng làm xét nghiệm máu tim chưa?" *(Have you ever had a troponin test?)*

- "Quý vị đã từng làm siêu âm Doppler tĩnh mạch chưa?" *(Have you had a venous Doppler ultrasound?)*

5.4. Các phương pháp điều trị và can thiệp hệ tim mạch (Cardiovascular Treatments and Interventions)

■ **Từ vựng y khoa chính** (Key Medical Terminology)

- Điều trị bằng thuốc chống đông máu (Anticoagulant therapy)

- Điều trị bằng thuốc chẹn beta (Beta-blocker therapy)

- Điều trị bằng thuốc chống tiểu cầu (Antiplatelet therapy)

- Điều trị bằng thuốc hạ huyết áp (Antihypertensive therapy)

- Phẫu thuật bắc cầu động mạch vành (Coronary artery bypass surgery)
- Cấy máy tạo nhịp tim (Pacemaker implantation)
- Phẫu thuật đặt van tim (Heart valve replacement surgery)
- Điều trị bằng thuốc statin (Statin therapy)
- Điều trị suy tim bằng thuốc (Heart failure medication)
- Đặt stent động mạch vành (Coronary stent placement)
- Cấy ghép máy khử rung tim (Implantable cardioverter defibrillator - ICD)
- Điều trị bằng thuốc chống loạn nhịp (Antiarrhythmic medication)
- Phẫu thuật đặt máy bơm hỗ trợ tim (Left ventricular assist device - LVAD implantation)
- Phẫu thuật điều trị phình động mạch (Aneurysm repair surgery)
- Điều trị bằng thuốc chẹn kênh canxi (Calcium channel blocker therapy)
- Phẫu thuật thay van tim (Valve replacement surgery)
- Ghép tim (Heart transplant)
- Điều trị suy tim bằng liệu pháp tái đồng bộ tim (Cardiac resynchronization therapy - CRT)
- Điều trị bằng liệu pháp thuyên tắc (Embolization therapy)
- Điều trị rối loạn nhịp tim bằng sốc điện (Electrical cardioversion)

■ **Câu hỏi thường dùng** (Common Questions)

- "Quý vị có đang điều trị bằng thuốc chống đông máu không?" *(Are you on anticoagulant therapy?)*

- "Quý vị có cần phẫu thuật bắc cầu động mạch vành không?" *(Do you need coronary artery bypass surgery?)*

- "Quý vị có đang dùng thuốc chẹn beta không?" *(Are you taking beta-blockers?)*

- "Quý vị có cần đặt stent mạch vành không?" *(Do you need coronary stent placement?)*

- "Quý vị có đang điều trị suy tim bằng thuốc không?" *(Are you taking medication for heart failure?)*

- "Quý vị có cần cấy máy tạo nhịp tim không?" *(Do you need a pacemaker?)*

- "Quý vị đã từng cấy máy khử rung tim chưa?" *(Have you ever had an ICD implanted?)*

- "Quý vị có đang điều trị bằng thuốc statin không?" *(Are you taking statins?)*

- "Quý vị có cần ghép tim không?" *(Do you need a heart transplant?)*

- "Quý vị có từng bị phình động mạch và cần phẫu thuật không?" *(Do you have an aneurysm that requires surgery?)*

5.5. Chế độ ăn uống và lối sống phòng ngừa bệnh tim mạch (Cardiovascular Health Nutrition and Prevention)

■ **Từ vựng y khoa chính** (Key Medical Terminology)

- Chế độ ăn ít muối (Low-sodium diet)

- Chế độ ăn ít chất béo bão hòa (Low-saturated fat diet)
- Chế độ ăn Địa Trung Hải (Mediterranean diet)
- Thực phẩm giàu chất xơ (High-fiber foods)
- Chế độ ăn nhiều rau xanh (Plant-based diet)
- Tập thể dục thường xuyên (Regular physical activity)
- Tránh thuốc lá (Avoiding smoking)
- Giảm tiêu thụ rượu (Reducing alcohol consumption)
- Duy trì cân nặng lành mạnh (Maintaining a healthy weight)
- Quản lý căng thẳng (Stress management)
- Kiểm soát đường huyết (Blood sugar control)
- Điều trị mỡ máu cao (Treatment for high cholesterol)
- Giảm tiêu thụ đường (Reducing sugar intake)
- Tăng cường hoạt động thể chất (Increasing physical activity)
- Thực phẩm giàu omega-3 (Omega-3 rich foods)
- Kiểm tra huyết áp định kỳ (Regular blood pressure checks)
- Bổ sung vitamin và khoáng chất (Vitamins and mineral supplements)
- Thực phẩm chống viêm (Anti-inflammatory foods)
- Giảm tiêu thụ cholesterol (Reducing cholesterol intake)
- Kiểm soát cân nặng (Weight management)

■ **Câu hỏi thường dùng** (Common Questions)

- "Quý vị có đang theo chế độ ăn ít muối không?" *(Are you on a low-sodium diet?)*
- "Quý vị có đang ăn chế độ ăn nhiều rau xanh không?"

(Are you following a plant-based diet?)

- "Quý vị có tập thể dục thường xuyên không?" *(Do you exercise regularly?)*

- "Quý vị có tránh hút thuốc không?" *(Are you avoiding smoking?)*

- "Quý vị có kiểm tra huyết áp thường xuyên không?" *(Do you check your blood pressure regularly?)*

- "Quý vị có đang điều trị mỡ máu cao không?" *(Are you being treated for high cholesterol?)*

- "Quý vị có duy trì cân nặng lành mạnh không?" *(Are you maintaining a healthy weight?)*

- "Quý vị có tiêu thụ thực phẩm giàu omega-3 không?" *(Are you consuming omega-3 rich foods?)*

- "Quý vị có kiểm soát đường huyết tốt không?" *(Are you managing your blood sugar well?)*

- "Quý vị có giảm tiêu thụ rượu không?" *(Are you reducing your alcohol consumption?)*

Chương 6: Hệ cơ xương khớp (Musculoskeletal System)

6.1. Tổng Quan Về Hệ Cơ Xương Khớp

- **Từ vựng y khoa chính** (Key Medical Terminology)
  - Xương (Bone)
  - Cơ (Muscle)
  - Khớp (Joint)
  - Dây chằng (Ligament)
  - Sụn (Cartilage)
  - Tủy xương (Bone marrow)
  - Gân (Tendon)
  - Đau lưng (Back pain)
  - Đau khớp (Joint pain)
  - Viêm khớp (Arthritis)
  - Viêm gân (Tendonitis)
  - Gãy xương (Fracture)
  - Loãng xương (Osteoporosis)
  - Thoái hóa khớp (Osteoarthritis)
  - Viêm cột sống (Spondylitis)
  - Trật khớp (Dislocation)
  - Bong gân (Sprain)
  - Đau thần kinh tọa (Sciatica)
  - Viêm cơ (Myositis)
  - Bệnh gout (Gout)

- **Câu hỏi thường dùng** (Common Questions)
  - "Quý vị có bị đau lưng không?" *(Do you have back pain?)*
  - "Quý vị có bị đau khớp không?" *(Do you have joint pain?)*
  - "Quý vị có từng bị viêm khớp không?" *(Have you ever had arthritis?)*
  - "Quý vị có cảm thấy đau khi cử động không?" *(Do you feel pain when moving?)*
  - "Quý vị đã từng bị gãy xương chưa?" *(Have you ever had a fracture?)*
  - "Quý vị có bị thoái hóa khớp không?" *(Do you have osteoarthritis?)*
  - "Quý vị có cảm thấy cứng khớp vào buổi sáng không?" *(Do you feel joint stiffness in the morning?)*
  - "Quý vị có bị viêm gân không?" *(Do you have tendonitis?)*
  - "Quý vị có bị đau thần kinh tọa không?" *(Do you have sciatica?)*
  - "Quý vị đã từng bị bong gân hoặc trật khớp chưa?" *(Have you ever had a sprain or dislocation?)*

6.2. Các bệnh lý về hệ cơ xương khớp (Musculoskeletal Diseases)

- **Từ vựng y khoa chính** (Key Medical Terminology)
  - Viêm khớp dạng thấp (Rheumatoid arthritis - RA)
  - Thoái hóa khớp (Osteoarthritis)
  - Gút (Gout)
  - Loãng xương (Osteoporosis)

- Viêm cột sống dính khớp (Ankylosing spondylitis)
- Viêm gân (Tendonitis)
- Viêm bao gân (Tenosynovitis)
- Viêm xương tủy (Osteomyelitis)
- Bệnh cơ bắp (Myopathy)
- Bong gân (Sprain)
- Trật khớp (Dislocation)
- Hẹp ống sống (Spinal stenosis)
- Đau thần kinh tọa (Sciatica)
- Thoát vị đĩa đệm (Herniated disc)
- Loạn sản xương (Osteodystrophy)
- Viêm bao hoạt dịch (Bursitis)
- Bệnh lý rối loạn khớp thái dương hàm (Temporomandibular joint disorder - TMJ disorder)
- Gãy xương hở (Open fracture)
- Bệnh thoái hóa đốt sống cổ (Cervical spondylosis)
- Rối loạn cơ xương liên quan đến công việc (Work-related musculoskeletal disorders)

■ **Câu hỏi thường dùng** (Common Questions)

- "Quý vị đã từng bị viêm khớp dạng thấp chưa?" *(Have you ever had rheumatoid arthritis?)*
- "Quý vị có bị loãng xương không?" *(Do you have osteoporosis?)*
- "Quý vị có từng bị thoái hóa khớp không?" *(Have you been diagnosed with osteoarthritis?)*
- "Quý vị có cảm thấy đau khi cử động cổ không?" *(Do you feel pain when moving your neck?)*

- "Quý vị có bị đau thần kinh tọa không?" *(Do you suffer from sciatica?)*

- "Quý vị đã từng bị trật khớp chưa?" *(Have you ever had a dislocation?)*

- "Quý vị có bị viêm bao hoạt dịch không?" *(Do you have bursitis?)*

- "Quý vị có bị bệnh gút không?" *(Do you have gout?)*

- "Quý vị có gặp khó khăn khi cử động vai không?" *(Do you have difficulty moving your shoulder?)*

- "Quý vị có từng bị thoát vị đĩa đệm chưa?" *(Have you ever had a herniated disc?)*

6.3: Các xét nghiệm và thủ thuật liên quan đến hệ cơ xương khớp (Musculoskeletal Tests and Procedures)

■ **Từ vựng y khoa chính** (Key Medical Terminology)

- Chụp X-quang xương (Bone X-ray): Kỹ thuật chẩn đoán hình ảnh sử dụng tia X để tạo ra hình ảnh của xương để chẩn đoán gãy xương hoặc trật khớp. (A diagnostic imaging procedure that uses X-rays to create images of bones to diagnose fractured bones or joint dislocation.)

- Chụp cộng hưởng từ (Magnetic resonance imaging - MRI): Kỹ thuật chẩn đoán hình ảnh sử dụng từ trường và sóng radio tạo ra hình ảnh giúp nhìn rõ hơn các cơ quan, mô và hệ thống xương. (A diagnostic imaging procedure that uses powerful magnets and radio waves to create pictures in order to see the organs, tissues, and the skeletal system more clearly.)

- Chụp cắt lớp vi tính (Computed tomography - CT scan): Kỹ thuật chẩn đoán hình ảnh sử dụng tia X và công nghệ máy tính để tạo ra các hình ảnh cắt lớp chi tiết của xương, mạch máu và mô mềm để chẩn đoán bệnh, phẫu thuật hoặc xạ trị. (A diagnostic imaging procedure that uses X-rays and computer technology to create detailed cross-sectional images of bones, blood vessels, and soft tissues for diagnosing disease or planning medical, surgical, or radiation treatment.)

- Đo mật độ xương (Bone density test or Dual-energy X-ray absorptiometry - DEXA scan): Kỹ thuật chụp X quang liều thấp để đo lượng canxi và các khoáng chất khác trong xương, uses X-rays to measure bone density, the strength of bone. (An imaging procedure that uses X-rays to measure calcium, other minerals in the bones and bone density, evaluate bone density and bone strength.)

- Nội soi khớp (Arthroscopy): Kỹ thuật chẩn đoán hình ảnh sử dụng tia X và công nghệ máy tính để tạo ra các hình ảnh cắt lớp chi tiết của đưa ống hẹp có gắn camera sợi quang qua một vết rạch nhỏ để chẩn đoán và điều trị các vấn đề về khớp. (A procedure that inserts a narrow tube attached to a fiber-optic video camera through a small incision to diagnose and treat joint problems.)

- Chụp cắt lớp vi tính khớp (CT arthrography): Kỹ thuật chẩn đoán hình ảnh sử dụng tia X và công nghệ máy tính để tạo ra các hình ảnh của khớp để kiểm tra tổn thương do trật khớp. (A diagnostic imaging procedure that uses X-rays and computer technology to create detailed cross-sectional images of joints to check for damage from repeated dislocations of the joint.)

- Siêu âm khớp (Joint ultrasound): Kỹ thuật không xâm lấn sử dụng sóng âm để tạo hình ảnh bên trong cơ thể, giúp chẩn đoán bong gân, căng cơ, rách, chèn ép dây thần kinh, viêm khớp và các bệnh cơ xương khớp khác. (A noninvasive medical test that produces pictures of the inside of the body using sound waves to help diagnose sprains, strains, tears, trapped nerves, arthritis and other musculoskeletal conditions.)

- Sinh thiết xương (Bone biopsy): Thủ thuật tách lấy một mẫu xương bằng kim sinh thiết đặc biệt hoặc trong quá trình phẫu thuật, để xác định xem có tế bào ung thư hoặc tế bào bất thường khác hay không. (A procedure in which bone samples are removed with a special biopsy needle or during surgery, to find out if cancer or other abnormal cells are present.)

- Xét nghiệm axit uric (Uric acid test): Xét nghiệm đo lượng axit uric trong một mẫu máu hoặc nước tiểu để xác định nồng độ cao có gây ra sỏi thận hay không, hoặc để theo dõi nguy cơ ở những người bị gout. (A test that measures uric acid in blood or urine to determine if high levels are causing kidney stones or to monitor the risk in people with gout.)

- Sinh thiết cơ (Muscle biopsy): Thủ thuật tách lấy một mẫu mô nhỏ của cơ và quan sát dưới kính hiển vi để chẩn đoán các bệnh liên quan đến mô cơ. (A procedure that removes a small portion of a specific muscle tissue and views it under a microscope to diagnose diseases involving muscle tissue.)

- Đo điện cơ (Electromyography - EMG): Kỹ thuật chẩn đoán để đánh giá sức khỏe của các cơ và các tế bào thần kinh điều khiển chúng. (A diagnostic procedure assesses the health of muscles and the nerve cells that control them.)

- Chụp X-quang cột sống (Spine X-ray): Kỹ thuật chẩn đoán hình ảnh sử dụng tia X để tạo ra hình ảnh của xương ở cổ và lưng nhằm tìm nguyên nhân gây đau lưng hoặc cổ, gãy xương, viêm khớp, hoặc trượt đốt sống. (A diagnostic imaging procedure that uses X-rays to create images of the bones in neck and back to diagnose the cause of back or neck pain, fractures or broken bones, arthritis, spondylolisthesis.)

- Xét nghiệm dịch khớp (Joint fluid analysis): Một nhóm các xét nghiệm tìm kiếm sự thay đổi trong dịch khớp để chẩn đoán nguyên nhân của đau và viêm khớp. (A group of tests that looks for changes in synovial fluid to help diagnose the cause of joint pain and inflammation.)

- Nội soi đĩa đệm (Discography): Kỹ thuật hình ảnh can thiệp chẩn đoán giúp xác định xem một đĩa đệm cụ thể có là nguồn gốc của cơn đau lưng hay không. (An interventional diagnostic imaging test that helps determine whether a specific intervertebral disc may be the source of back pain.)

- Siêu âm cơ xương khớp (Musculoskeletal ultrasound): Kỹ thuật chẩn đoán hình ảnh sử dụng sóng âm để kiểm tra các cơ, xương, gân, dây chằng, dây thần kinh và khớp. (A diagnostic imaging procedure that uses sound waves to examine muscles, bones, tendons, ligaments, nerves, and joints.)

- Chụp cắt lớp vi tính cột sống (Spinal CT scan): Kỹ thuật chẩn đoán hình ảnh sử dụng tia X và công nghệ máy tính để tạo ra các hình ảnh cắt lớp chi tiết của cột sống để chẩn đoán hoặc loại trừ tổn thương cột sống ở những bệnh nhân bị chấn thương. (A diagnostic medical imaging test to help diagnose or rule out spinal column damage in injured patients.)

- Kiểm tra phản xạ cơ (Muscle reflex test): Xét nghiệm thần kinh dùng để đánh giá tính toàn vẹn của cung phản xạ, bao gồm cả các đường dẫn cảm giác và vận động liên quan đến sự co cơ. (A neurological test that assesses the integrity of the reflex arc, which includes both the sensory and motor pathways involved in muscle contraction.)

- Chụp X-quang khớp gối (Knee X-ray): Kỹ thuật chẩn đoán hình ảnh sử dụng tia X để tạo ra hình ảnh của bên trong đầu gối để chẩn đoán các tình trạng sức khỏe ở khớp gối. (A diagnostic imaging procedure that uses X-rays to create images of the inside of the knee to diagnose possible health and medical conditions in knees.)

- Nội soi vai (Shoulder arthroscopy): Một phẫu thuật dùng một camera nhỏ gọi là ống soi khớp để kiểm tra hoặc sửa chữa các mô bên trong hoặc xung quanh khớp vai. (A surgery that uses a tiny camera called an arthroscope to examine or repair the tissues inside or around the shoulder joint.)

■ **Câu hỏi thường dùng** (Common Questions)

- "Quý vị có từng chụp X-quang xương chưa?" *(Have you ever had a bone X-ray?)*

- "Quý vị có cần chụp cộng hưởng từ (MRI) không?" *(Do you need an MRI?)*

- "Quý vị đã từng làm xét nghiệm mật độ xương chưa?" *(Have you had a bone density test?)*

- "Quý vị có cần nội soi khớp không?" *(Do you need an arthroscopy?)*

- "Quý vị đã từng làm sinh thiết cơ chưa?" *(Have you ever had a muscle biopsy?)*

- "Quý vị có cần xét nghiệm axit uric không?" *(Do you need a uric acid test?)*

- "Quý vị đã từng làm chụp cắt lớp vi tính cột sống chưa?" *(Have you ever had a spinal CT scan?)*

- "Quý vị có cần siêu âm khớp không?" *(Do you need a joint ultrasound?)*

- "Quý vị có từng chụp X-quang cột sống chưa?" *(Have you had a spine X-ray?)*

- "Quý vị có cần xét nghiệm dịch khớp không?" *(Do you need a joint fluid analysis?)*

6.4. Các phương pháp điều trị và can thiệp hệ cơ xương khớp (Musculoskeletal Treatments and Interventions)

■ **Từ vựng y khoa chính** (Key Medical Terminology)

- Điều trị bằng thuốc giảm đau (Pain relief medication)

- Điều trị bằng thuốc kháng viêm (Anti-inflammatory medication)

- Tiêm corticosteroid vào khớp (Corticosteroid joint injection)

- Phẫu thuật chỉnh hình (Orthopedic surgery)

- Điều trị vật lý trị liệu (Physical therapy)

- Phẫu thuật thay khớp (Joint replacement surgery)

- Điều trị bằng thuốc chống viêm không steroid (Nonsteroidal anti-inflammatory drugs - NSAIDs)
- Tiêm chất acid hyaluronic (Hyaluronic acid injection)
- Phẫu thuật cắt bỏ khớp (Arthroplasty)
- Điều trị đau thần kinh tọa (Sciatica treatment)
- Điều trị viêm gân bằng tiêm huyết tương giàu tiểu cầu (Platelet-rich plasma - PRP therapy for tendonitis)
- Điều trị bằng liệu pháp tế bào gốc (Stem cell therapy)
- Phẫu thuật chỉnh hình cột sống (Spinal fusion surgery)
- Điều trị bằng dụng cụ chỉnh hình (Orthotics)
- Điều trị loãng xương bằng thuốc bisphosphonates (Bisphosphonates therapy for osteoporosis)
- Điều trị đau cơ xơ hóa (Fibromyalgia treatment)
- Nẹp xương (Bone splinting)
- Phẫu thuật thay khớp háng (Hip replacement surgery)
- Điều trị bệnh gout bằng thuốc allopurinol (Allopurinol therapy for gout)
- Điều trị viêm khớp dạng thấp bằng liệu pháp sinh học (Biological therapy for rheumatoid arthritis)

■ **Câu hỏi thường dùng** (Common Questions)

- "Quý vị có đang dùng thuốc giảm đau không?" *(Are you taking pain relief medication?)*
- "Quý vị đã từng tiêm corticosteroid vào khớp chưa?" *(Have you had corticosteroid joint injections before?)*
- "Quý vị có cần phẫu thuật thay khớp không?" *(Do you need joint replacement surgery?)*

- "Quý vị đã từng điều trị viêm gân bằng liệu pháp huyết tương giàu tiểu cầu chưa?" *(Have you had PRP therapy for tendonitis?)*

- "Quý vị có cần điều trị vật lý trị liệu không?" *(Do you need physical therapy?)*

- "Quý vị có đang điều trị bằng thuốc chống viêm không?" *(Are you taking anti-inflammatory medication?)*

- "Quý vị đã từng phẫu thuật chỉnh hình cột sống chưa?" *(Have you had spinal fusion surgery?)*

- "Quý vị có cần nẹp xương không?" *(Do you need a bone splint?)*

- "Quý vị đã từng sử dụng dụng cụ chỉnh hình chưa?" *(Have you used orthotics before?)*

- "Quý vị có đang điều trị loãng xương bằng thuốc bisphosphonates không?" *(Are you being treated with bisphosphonates for osteoporosis?)*

6.5. Chế độ ăn uống và lối sống phòng ngừa bệnh cơ xương khớp (Musculoskeletal Health Nutrition and Prevention)

- **Từ vựng y khoa chính** (Key Medical Terminology)
  - Chế độ ăn giàu canxi (Calcium-rich diet)
  - Thực phẩm giàu vitamin D (Vitamin D-rich foods)
  - Tập thể dục thường xuyên (Regular exercise)
  - Duy trì trọng lượng cơ thể khỏe mạnh (Maintaining a healthy body weight)
  - Tránh các tư thế gây áp lực lên cột sống (Avoiding spine-straining postures)
  - Tập thể dục chịu lực (Weight-bearing exercises)

- Bổ sung canxi và vitamin D (Calcium and vitamin D supplements)
- Giảm thiểu nguy cơ té ngã (Fall prevention)
- Kiểm tra mật độ xương định kỳ (Regular bone density testing)
- Chế độ ăn uống chống viêm (Anti-inflammatory diet)
- Tăng cường sức mạnh cơ bắp (Muscle-strengthening exercises)
- Bổ sung collagen (Collagen supplements)
- Hạn chế tiêu thụ rượu và thuốc lá (Limiting alcohol and tobacco use)
- Giảm tiêu thụ caffeine (Reducing caffeine intake)
- Tăng cường bổ sung magie (Magnesium supplementation)
- Giảm đau bằng các phương pháp tự nhiên (Natural pain relief methods)
- Điều chỉnh tư thế ngồi và đứng đúng cách (Proper posture)
- Sử dụng nệm và ghế hỗ trợ cột sống (Using spine-supporting mattresses and chairs)
- Tránh các hoạt động gây chấn thương cho cơ và khớp (Avoiding activities that strain muscles and joints)
- Bổ sung vitamin và khoáng chất hỗ trợ xương (Bone-supporting vitamins and minerals)

■ **Câu hỏi thường dùng** (Common Questions)

- "Quý vị có đang theo chế độ ăn giàu canxi không?" *(Are you on a calcium-rich diet?)*

- "Quý vị có tập thể dục thường xuyên không?" *(Do you exercise regularly?)*

- "Quý vị có đang bổ sung vitamin D không?" *(Are you taking vitamin D supplements?)*

- "Quý vị có duy trì cân nặng khỏe mạnh không?" *(Are you maintaining a healthy body weight?)*

- "Quý vị có kiểm tra mật độ xương định kỳ không?" *(Do you regularly check your bone density?)*

- "Quý vị có đang thực hiện các bài tập chịu lực để tăng cường xương không?" *(Are you doing weight-bearing exercises?)*

- "Quý vị có sử dụng thực phẩm chống viêm không?" *(Do you follow an anti-inflammatory diet?)*

- "Quý vị có giảm tiêu thụ caffeine không?" *(Are you reducing your caffeine intake?)*

- "Quý vị có cần bổ sung collagen không?" *(Do you need to take collagen supplements?)*

- "Quý vị có điều chỉnh tư thế ngồi và đứng đúng cách không?" *(Do you practice proper sitting and standing posture?)*

Chương 7: Hệ sinh dục - Tiết niệu (Genitourinary System)

7.1. Tổng Quan Về Hệ Sinh Dục (General Information)

- **Từ vựng y khoa chính** (Key Medical Terminology)
  - Thận (Kidney)
  - Bàng quang (Bladder)
  - Niệu quản (Ureter)
  - Niệu đạo (Urethra)
  - Tuyến tiền liệt (Prostate)
  - Dương vật (Penis)
  - Tinh hoàn (Testicles)
  - Tử cung (Uterus)
  - Âm đạo (Vagina)
  - Buồng trứng (Ovaries)
  - Sỏi thận (Kidney stones)
  - Nhiễm trùng đường tiểu (Urinary tract infection - UTI)
  - Tiểu buốt (Dysuria)
  - Tiểu đêm (Nocturia)
  - Tiểu không tự chủ (Urinary incontinence)
  - Viêm bàng quang (Cystitis)
  - Suy thận (Kidney failure)
  - Phì đại tuyến tiền liệt (Benign prostatic hyperplasia - BPH)
  - Rối loạn cương dương (Erectile dysfunction)
  - Ung thư bàng quang (Bladder cancer)

- **Câu hỏi thường dùng** (Common Questions)
- "Quý vị có cảm thấy đau khi đi tiểu không?" *(Do you feel pain when urinating?)*
- "Quý vị có bị tiểu đêm không?" *(Do you wake up at night to urinate?)*
- "Quý vị có bị tiểu nhiều lần trong ngày không?" *(Do you urinate frequently during the day?)*
- "Quý vị có tiểu không tự chủ không?" *(Do you experience urinary incontinence?)*
- "Quý vị có tiền sử sỏi thận không?" *(Do you have a history of kidney stones?)*
- "Quý vị có đang bị nhiễm trùng đường tiểu không?" *(Do you have a urinary tract infection?)*
- "Quý vị có cảm thấy khó chịu ở bàng quang không?" *(Do you feel discomfort in your bladder?)*
- "Quý vị có gặp khó khăn trong việc cương dương không?" *(Do you have erectile dysfunction?)*
- "Quý vị có vấn đề về tuyến tiền liệt không?" *(Do you have prostate problems?)*
- "Quý vị có tiền sử ung thư bàng quang không?" *(Do you have a history of bladder cancer?)*

7.2. Các bệnh lý về hệ sinh dục - tiết niệu (Genitourinary Diseases)

- **Từ vựng y khoa chính** (Key Medical Terminology)
  - Nhiễm trùng đường tiểu (Urinary tract infection - UTI)
  - Suy thận mãn tính (Chronic kidney disease - CKD)
  - Suy thận cấp (Acute kidney failure)
  - Sỏi thận (Kidney stones)

- Viêm bàng quang (Cystitis)
- Viêm niệu đạo (Urethritis)
- Phì đại tuyến tiền liệt lành tính (Benign prostatic hyperplasia - BPH)
- Viêm tuyến tiền liệt (Prostatitis)
- Ung thư tuyến tiền liệt (Prostate cancer)
- Ung thư bàng quang (Bladder cancer)
- Viêm âm đạo (Vaginitis) -
- Nhiễm nấm âm đạo (Yeast infection)
- Viêm nhiễm vùng chậu (Pelvic inflammatory disease - PID)
- Đái tháo nhạt (Diabetes insipidus)
- Rối loạn chức năng cương dương (Erectile dysfunction)
- Hẹp niệu đạo (Urethral stricture)
- Tiểu không tự chủ (Urinary incontinence)
- Tiểu ra máu (Hematuria)
- Viêm mào tinh hoàn (Epididymitis)
- Suy giảm chức năng sinh sản (Infertility)

■ **Câu hỏi thường dùng** (Common Questions)

- "Quý vị có bị tiểu ra máu không?" *(Do you have blood in your urine?)*
- "Quý vị có từng bị viêm bàng quang không?" *(Have you ever had cystitis?)*
- "Quý vị có bị viêm niệu đạo không?" *(Do you have urethritis?)*
- "Quý vị có từng bị viêm tuyến tiền liệt không?" *(Have you ever had prostatitis?)*

- "Quý vị có bị nhiễm trùng nấm âm đạo không?" *(Do you have a yeast infection?)*

- "Quý vị có bị viêm vùng chậu không?" *(Do you have pelvic inflammatory disease?)*

- "Quý vị có từng bị sỏi thận không?" *(Have you ever had kidney stones?)*

- "Quý vị có bị rối loạn chức năng cương dương không?" *(Do you have erectile dysfunction?)*

- "Quý vị có gặp khó khăn trong việc có con không?" *(Do you have difficulty conceiving?)*

- "Quý vị có từng bị tiểu không tự chủ không?" *(Have you ever had urinary incontinence?)*

7.3. Các xét nghiệm và thủ thuật liên quan đến hệ sinh dục - tiết niệu (Genitourinary Tests and Procedures)

■ **Từ vựng y khoa chính** (Key Medical Terminology)

- Xét nghiệm nước tiểu (Urinalysis): Xét nghiệm kiểm tra sự nhiễm trùng hoặc các vấn đề khác trong hệ thống tiết niệu của bệnh nhân, bao gồm thận, bàng quang và các ống dẫn nước tiểu. (A test that checks for infections or other problems in the patient's urinary tract, which includes the kidneys, bladder, and the tubes that carry urine.)

- Siêu âm thận (Kidney ultrasound): Kỹ thuật hình ảnh tạo ra hình ảnh của thận để đánh giá kích thước, hình dạng và vị trí của thận, giúp chẩn đoán u nang, khối u, sỏi hoặc nhiễm trùng. (An imaging test that produces images to assess the size, shape, and location of the kidneys, to help diagnose cysts, tumors, stones or infection.)

- Chụp CT niệu quản (CT urogram): Xét nghiệm hình ảnh để đánh giá hệ tiết niệu, bao gồm thận, bàng quang và các ống (niệu quản) dẫn nước tiểu từ thận đến bàng quang. (A diagnostic imaging procedure that uses X-rays and computer technology to create detailed cross-sectional images of the urinary tract, which includes the kidneys, bladder, and the tubes (ureters) that carry urine from the kidneys to the bladder.)

- Nội soi bàng quang (Cystoscopy): Kỹ thuật chẩn đoán hình ảnh sử dụng tia X và công nghệ máy tính để tạo ra các hình ảnh cắt lớp chi tiết của bàng quang nhằm chẩn đoán và điều trị một số tình trạng của bàng quang hoặc ung thư bàng quang. (A procedure looks inside the bladder to diagnose and treat some bladder conditions, or bladder cancer.)

- Sinh thiết tuyến tiền liệt (Prostate biopsy): Thủ thuật tách lấy mẫu mô có tính nguy hiểm từ tuyến tiền liệt để phát hiện ung thư tuyến tiền liệt. (A procedure that removes samples of suspicious tissue from the prostate to detect prostate cancer.)

- Chụp X-quang bàng quang (Bladder X-ray): Kỹ thuật chẩn đoán hình ảnh sử dụng tia X để tạo ra hình ảnh của bàng quang để đánh giá các cơ quan và cấu trúc của hệ tiết niệu và hệ tiêu hóa. (A diagnostic imaging procedure that uses X-rays to create images of the bladder to assess the organs and structures of the urinary and/or gastrointestinal (GI) system.)

- Xét nghiệm PSA (Prostate-specific antigen test - PSA test): Xét nghiệm máu sử dụng chủ yếu để sàng lọc ung thư tuyến tiền liệt. (A blood test used primarily to screen for prostate cancer.)

- Đo chức năng thận (Renal function test): Xét nghiệm đo trực tiếp hoặc ước tính mức lọc cầu thận để đánh giá chức năng thận tổng thể. (A test measures or estimates the glomerular filtration rate to assess the overall kidney function.)

- Xét nghiệm niệu động học (Urodynamic testing): Các thủ thuật kiểm tra hoạt động của các bộ phận thuộc đường tiết niệu dưới — bàng quang, cơ thắt và niệu đạo để chẩn đoán các vấn đề với đường tiểu dưới. (Any procedure that looks at how well parts of the lower urinary tract—the bladder, sphincters, and urethra -- to determine if there are problems with lower urinary tract.)

- Nội soi niệu quản (Ureteroscopy): Kỹ thuật trong đó một ống soi nhỏ được đưa vào bàng quang và niệu quản để chẩn đoán nhiều vấn đề khác nhau trong đường tiết niệu. (A procedure in which a small scope is inserted into the bladder and ureter and it is used to diagnose and treat a variety of problems in the urinary tract.)

- Xét nghiệm tinh dịch (Semen analysis): Xét nghiệm trong phòng thí nghiệm để đánh giá khả năng sinh sản của nam giới. (A laboratory test that is performed to assess male fertility.)

- Chụp cộng hưởng từ thận (Kidney MRI): Kỹ thuật chẩn đoán hình ảnh sử dụng từ trường và sóng radio tạo ra hình ảnh của thận để kiểm tra các mạch máu dẫn đến thận và kiểm tra sự hẹp và tắc nghẽn mạch máu. (A diagnostic imaging procedure that uses powerful magnets and radio waves to create images of the kidneys, examining the blood vessels leading to them for any narrowing (stenosis) or blockages.)

- Nội soi tử cung (Hysteroscopy): Kỹ thuật sử dụng ống

dài, linh hoạt có gắn camera và đèn được đưa vào qua âm đạo và tử cung để kiểm tra bên trong cổ tử cung và tử cung. (A procedure that uses a thin, lighted, flexible tube to place into the uterus through the vagina and cervix, allowing physicians to examine the inside of the cervix and uterus.)

- Xét nghiệm chức năng sinh sản nam (Male fertility test): Xét nghiệm đánh giá số lượng tinh trùng, khả năng di chuyển, hình thái và các yếu tố khác có thể ảnh hưởng đến khả năng sinh sản. (A test typically involves evaluating sperm count, motility, morphology, and other factors that can affect a man's ability to father a child.)

- Siêu âm tuyến tiền liệt (Prostate ultrasound): Kỹ thuật mà đầu dò được đưa vào trực tràng và sử dụng sóng âm để tạo hình ảnh tuyến tiền liệt và mô xung quanh, giúp chẩn đoán các vấn đề như khó tiểu hoặc kết quả xét nghiệm máu bất thường. (A test where a probe is inserted into the rectum to use sound waves for imaging the prostate and surrounding tissue, helping diagnose issues like difficulty urinating or abnormal blood test results.)

- Xét nghiệm nội tiết tố sinh dục (Sex hormone testing): Xét nghiệm đo mức độ nội tiết tố sinh dục trong máu - nữ và nam giới sẽ được kiểm tra các loại hóc môn khác nhau. (The test measures the level of sex hormones in blood samples, with different hormones being tested for females and males.)

- Chụp cắt lớp vi tính bụng (Abdominal CT scan): Kỹ thuật chẩn đoán hình ảnh sử dụng tia X và công nghệ máy tính để tạo ra các hình ảnh cắt lớp chi tiết của cơ quan trong vùng bụng. (A diagnostic imaging procedure that uses X-rays and computer technology to create detailed cross-sectional images of the organs in the abdominal area.)

- Siêu âm tinh hoàn (Testicular ultrasound): Kỹ thuật chẩn đoán hình ảnh sử dụng sóng âm để tạo ra hình ảnh của tinh hoàn và các mô xung quanh để đánh giá các rối loạn của tinh hoàn, mào tinh và bìu. (A diagnostic imaging procedure uses sound waves to produce pictures of testicles and surrounding tissues to evaluate disorders of the testicles, epididymis and scrotum.)

- Chụp cộng hưởng từ vùng chậu (Pelvic MRI): Kỹ thuật hình ảnh sử dụng nam châm mạnh và sóng radio để tạo ra hình ảnh của khu vực chậu nhằm xác định nguyên nhân gây chảy máu âm đạo bất thường ở phụ nữ hoặc sưng ở tinh hoàn, bìu ở nam giới. (An imaging test using powerful magnets and radio waves to create pictures of the pelvic area to determine the cause of abnormal vaginal bleeding in women or swelling in the testicles or scrotum in men.)

- Xét nghiệm ure và creatinin (Urea and creatinine test): Xét nghiệm máu đo mức độ creatinin trong máu để kiểm tra sức khỏe thận. (A creatinine blood test measures the level of creatinine in the blood in order to check kidney health.)

■ **Câu hỏi thường dùng** (Common Questions)

- "Quý vị đã từng làm xét nghiệm nước tiểu chưa?" *(Have you ever had a urinalysis?)*

- "Quý vị có cần nội soi bàng quang không?" *(Do you need a cystoscopy?)*

- "Quý vị đã từng chụp siêu âm thận chưa?" *(Have you had a kidney ultrasound?)*
- "Quý vị có cần xét nghiệm PSA không?" *(Do you need a PSA test?)*
- "Quý vị đã từng sinh thiết tuyến tiền liệt chưa?" *(Have you had a prostate biopsy?)*
- "Quý vị có cần xét nghiệm chức năng thận không?" *(Do you need a renal function test?)*
- "Quý vị đã từng làm xét nghiệm tinh dịch chưa?" *(Have you ever had a semen analysis?)*
- "Quý vị có cần xét nghiệm nội tiết tố sinh dục không?" *(Do you need a sex hormone test?)*
- "Quý vị đã từng nội soi niệu quản chưa?" *(Have you had a ureteroscopy?)*
- "Quý vị có cần siêu âm tinh hoàn không?" *(Do you need a testicular ultrasound?)*

7.4. Các phương pháp điều trị và can thiệp hệ sinh dục - tiết niệu (Genitourinary Treatments and Interventions)

■ **Từ vựng y khoa chính** (Key Medical Terminology)
- Điều trị kháng sinh cho nhiễm trùng đường tiểu (Antibiotic treatment for UTI)
- Chạy thận nhân tạo (Dialysis)
- Ghép thận (Kidney transplant)
- Phẫu thuật cắt bỏ thận (Nephrectomy)
- Tán sỏi thận bằng sóng xung kích (Extracorporeal shock wave lithotripsy - ESWL)
- Phẫu thuật nội soi cắt bỏ tuyến tiền liệt (Transurethral resection of the prostate - TURP)

- Phẫu thuật điều trị hẹp niệu đạo (Urethral stricture surgery)
- Điều trị rối loạn cương dương bằng thuốc (Medication for erectile dysfunction)
- Phẫu thuật điều trị sỏi thận (Kidney stone surgery)
- Điều trị hóa trị ung thư bàng quang (Chemotherapy for bladder cancer)
- Điều trị bằng thuốc lợi tiểu (Diuretic therapy)
- Điều trị bằng liệu pháp hormone (Hormone therapy)
- Phẫu thuật tạo hình niệu đạo (Urethroplasty)
- Phẫu thuật cắt bỏ tử cung (Hysterectomy)
- Phẫu thuật đặt ống dẫn lưu thận (Nephrostomy tube placement)
- Điều trị bằng thuốc kháng viêm (Anti-inflammatory medication)
- Điều trị tiểu không tự chủ (Incontinence treatment)
- Điều trị suy thận bằng thuốc (Kidney failure medication)
- Phẫu thuật điều trị ung thư tuyến tiền liệt (Prostate cancer surgery)
- Phẫu thuật điều trị u nang buồng trứng (Ovarian cyst surgery)

- **Câu hỏi thường dùng** (Common Questions)
  - "Quý vị có đang dùng kháng sinh điều trị nhiễm trùng đường tiểu không?" *(Are you on antibiotics for a UTI?)*
  - "Quý vị có cần chạy thận không?" *(Do you need dialysis?)*
  - "Quý vị đã từng ghép thận chưa?" *(Have you had a kidney transplant?)*

- "Quý vị có cần phẫu thuật cắt bỏ thận không?" *(Do you need a nephrectomy?)*

- "Quý vị đã từng tán sỏi thận bằng sóng xung kích chưa?" *(Have you had ESWL for kidney stones?)*

- "Quý vị có đang điều trị rối loạn cương dương bằng thuốc không?" *(Are you taking medication for erectile dysfunction?)*

- "Quý vị có cần phẫu thuật điều trị hẹp niệu đạo không?" *(Do you need urethral stricture surgery?)*

- "Quý vị đã từng điều trị hóa trị cho ung thư bàng quang chưa?" *(Have you undergone chemotherapy for bladder cancer?)*

- "Quý vị có cần điều trị tiểu không tự chủ không?" *(Do you need treatment for urinary incontinence?)*

- "Quý vị có đang điều trị suy thận bằng thuốc không?" *(Are you taking medication for kidney failure?)*

7.5. Chế độ ăn uống và lối sống phòng ngừa bệnh lý sinh dục - tiết niệu (Genitourinary Health Nutrition and Prevention)

■ **Từ vựng y khoa chính** (Key Medical Terminology)

- Uống nhiều nước (Stay hydrated)

- Chế độ ăn ít muối (Low-sodium diet)

- Chế độ ăn cân bằng (Balanced diet)

- Giảm tiêu thụ thực phẩm nhiều oxalate (Reducing high-oxalate foods)

- Phòng ngừa sỏi thận (Kidney stone prevention)

- Thực phẩm giàu chất xơ (High-fiber foods)

- Tránh uống rượu (Avoiding alcohol)

- Duy trì cân nặng lành mạnh (Maintaining a healthy weight)
- Điều chỉnh lượng caffein (Moderating caffeine intake)
- Thực phẩm giúp cải thiện chức năng thận (Kidney-friendly foods)
- Tăng cường hoạt động thể chất (Increase physical activity)
- Thực phẩm giàu kali (Potassium-rich foods)
- Thực phẩm giàu canxi (Calcium-rich foods)
- Thực phẩm giúp cải thiện chức năng sinh sản (Fertility-boosting foods)
- Điều trị tự nhiên cho tiểu không tự chủ (Natural treatments for incontinence)
- Thực phẩm tốt cho hệ sinh dục (Genital health foods)
- Giảm thiểu tiêu thụ đường (Reducing sugar intake)
- Điều chỉnh lượng protein trong chế độ ăn (Adjusting protein intake)
- Kiểm soát tiểu đường (Diabetes management)
- Thực phẩm chức năng bổ sung cho chức năng thận (Kidney supplements)

■ **Câu hỏi thường dùng** (Common Questions)

- "Quý vị có uống đủ nước mỗi ngày không?" *(Do you drink enough water daily?)*
- "Quý vị có đang theo chế độ ăn ít muối không?" *(Are you on a low-sodium diet?)*
- "Quý vị có đang kiểm soát lượng caffein tiêu thụ không?" *(Are you moderating your caffeine intake?)*

- "Quý vị có tránh tiêu thụ thực phẩm nhiều oxalate không?" *(Are you avoiding high-oxalate foods?)*
- "Quý vị có ăn thực phẩm giàu kali không?" *(Do you consume potassium-rich foods?)*
- "Quý vị có duy trì cân nặng khỏe mạnh không?" *(Are you maintaining a healthy weight?)*
- "Quý vị có đang theo chế độ ăn giúp phòng ngừa sỏi thận không?" *(Are you following a kidney stone prevention diet?)*
- "Quý vị có đang kiểm soát tốt tiểu đường không?" *(Are you managing your diabetes well?)*
- "Quý vị có tập thể dục thường xuyên không?" *(Do you exercise regularly?)*
- "Quý vị có sử dụng thực phẩm chức năng cho thận không?" *(Do you take kidney supplements?)*

Chương 8: Hệ nội tiết (Endocrine System)

8.1. Tổng Quan Về Hệ Nội Tiết

- **Từ vựng y khoa chính** (Key Medical Terminology)
  - Tuyến giáp (Thyroid gland)
  - Tuyến thượng thận (Adrenal gland)
  - Tuyến tụy (Pancreas)
  - Tuyến yên (Pituitary gland)
  - Tuyến cận giáp (Parathyroid gland)
  - Tuyến tùng (Pineal gland)
  - Tuyến sinh dục (Gonads)
  - Insulin - Insulin
  - Glucagon - Glucagon
  - Cortisol - Cortisol
  - Adrenalin - Adrenaline (Epinephrine)
  - Hormone tăng trưởng (Growth hormone - GH)
  - Hormone tuyến giáp (Thyroid hormone)
  - Estrogen - Estrogen
  - Testosterone - Testosterone
  - Prolactin - Prolactin
  - Hormon chống bài niệu (Antidiuretic hormone - ADH)
  - Hormon tuyến cận giáp (Parathyroid hormone - PTH)
  - Leptin - Leptin
  - Melatonin - Melatonin

■ **Câu hỏi thường dùng** (Common Questions)

- "Quý vị có gặp vấn đề về tuyến giáp không?" *(Do you have thyroid problems?)*

- "Quý vị có cảm thấy mệt mỏi không?" *(Do you feel fatigued?)*

- "Quý vị có đang điều trị tiểu đường không?" *(Are you being treated for diabetes?)*

- "Quý vị có gặp khó khăn trong việc kiểm soát cân nặng không?" *(Do you have difficulty controlling your weight?)*

- "Quý vị có bị rối loạn kinh nguyệt không?" *(Do you have irregular menstrual cycles?)*

- "Quý vị có bị khô da hoặc tóc không?" *(Do you have dry skin or hair?)*

- "Quý vị có bị khát nước và tiểu nhiều không?" *(Do you experience excessive thirst and urination?)*

- "Quý vị có vấn đề về loãng xương không?" *(Do you have osteoporosis?)*

- "Quý vị có cảm thấy thay đổi cảm xúc thất thường không?" *(Do you experience mood swings?)*

- "Quý vị có bị rối loạn giấc ngủ không?" *(Do you have trouble sleeping?)*

8.2. Các bệnh lý về hệ nội tiết (Endocrine Diseases)

■ **Từ vựng y khoa chính** (Key Medical Terminology)

- Đái tháo đường tuýp 1 (Type 1 diabetes)

- Đái tháo đường tuýp 2 (Type 2 diabetes)

- Cường giáp (Hyperthyroidism)

- Suy giáp (Hypothyroidism)

- Hội chứng Cushing (Cushing's syndrome)

- Bệnh Addison (Addison's disease)

- Bệnh to đầu chi (Acromegaly)

- Bệnh loãng xương (Osteoporosis)

- Rối loạn chức năng tuyến yên (Pituitary gland disorder)

- Hội chứng buồng trứng đa nang (Polycystic ovary syndrome - PCOS)

- Bệnh cường tuyến cận giáp (Hyperparathyroidism)

- Suy tuyến cận giáp (Hypoparathyroidism)

- Bướu cổ (Goiter)

- Bệnh tiểu đường thai kỳ (Gestational diabetes)

- Bệnh Basedow (Graves' disease)

- U tuyến thượng thận (Adrenal tumor)

- Rối loạn chức năng tuyến sinh dục (Hypogonadism)

- Hội chứng tăng tiết hormone tăng trưởng (Gigantism)

- Thiếu hormone chống bài niệu (Đái tháo nhạt) (Diabetes insipidus)

- Suy tuyến sinh dục (Hypogonadism)

- **Câu hỏi thường dùng** (Common Questions)

  - "Quý vị có bị tiểu đường không?" *(Do you have diabetes?)*

  - "Quý vị có bị cường giáp hoặc suy giáp không?" *(Do you have hyperthyroidism or hypothyroidism?)*

  - "Quý vị có bị loãng xương không?" *(Do you have osteoporosis?)*

  - "Quý vị có từng được chẩn đoán với hội chứng Cushing không?" *(Have you ever been diagnosed with Cushing's syndrome?)*

- "Quý vị có gặp vấn đề với kinh nguyệt không đều không?" *(Do you have irregular periods?)*

- "Quý vị có gặp vấn đề về hormone tăng trưởng không?" *(Do you have growth hormone issues?)*

- "Quý vị có bị khát nhiều và tiểu nhiều không?" *(Do you experience excessive thirst and frequent urination?)*

- "Quý vị có từng bị bướu cổ không?" *(Have you ever had a goiter?)*

- "Quý vị có vấn đề về tuyến yên không?" *(Do you have any pituitary gland disorders?)*

- "Quý vị có gặp khó khăn trong việc sinh sản không?" *(Do you have fertility issues?)*

8.3. Các xét nghiệm và thủ thuật liên quan đến hệ nội tiết (Endocrine Tests and Procedures)

- ■ **Từ vựng y khoa chính** (Key Medical Terminology)

  - Xét nghiệm đường huyết (Blood glucose test): Xét nghiệm đo mức đường trong máu và có thể được thực hiện bằng cách chích ngón tay hoặc lấy máu từ tĩnh mạch. (A blood test measures the sugar level in the blood and can be done with a finger prick or a blood draw from a vein.)

  - Xét nghiệm HbA1c (HbA1c test): Xét nghiệm máu cho thấy mức đường huyết (glucose) trung bình trong vòng hai đến ba tháng qua. (A blood test that shows average blood sugar (glucose) levels over the past two to three months.)

  - Xét nghiệm chức năng tuyến giáp (Thyroid function test): Các xét nghiệm bao gồm xét nghiệm máu để đo nồng độ hormone (TSH, T4, T3) và kỹ thuật chẩn đoán hình ảnh để phát hiện bất thường, giúp đánh giá chức năng tuyến giáp. (A set of tests, including blood tests for hormone levels (TSH, T4, T3), and imaging procedures to detect abnormalities, helping assess thyroid function.)

- Siêu âm tuyến giáp (Thyroid ultrasound): Kỹ thuật hình ảnh tạo ra hình ảnh của tuyến giáp trong cổ để đánh giá các khối u. (An imaging test produces pictures of the thyroid gland within the neck to evaluate lumps or nodules found.)

- Xét nghiệm hormone tăng trưởng (Growth hormone test): Các xét nghiệm máu kiểm tra xem cơ thể bệnh nhân có sản xuất ra lượng hormone tăng trưởng bình thường hay không. (Blood tests that check if a patient's body is making a normal amount of growth hormone.)

- Chụp cắt lớp vi tính tuyến thượng thận (Adrenal CT scan): Kỹ thuật chẩn đoán hình ảnh sử dụng tia X và công nghệ máy tính để tạo ra các hình ảnh cắt lớp chi tiết của tuyến thượng thận giúp phát hiện và phân loại các khối u tuyến thượng thận và các bất thường khác. (A diagnostic imaging procedure that uses X-rays and computer technology to create detailed cross-sectional images of adrenal to characterize adrenal tumors and other abnormalities.)

- Xét nghiệm cortisol trong máu (Blood cortisol test): Xét nghiệm đo mức cortisol trong máu, nước tiểu hoặc nước bọt để kiểm tra mức độ cortisol. (A test measures the level of cortisol in blood, urine, or saliva to see if a patient's levels are normal.)

- Xét nghiệm hormone sinh dục (Sex hormone test): Xét nghiệm đo mức độ nội tiết tố sinh dục trong máu, nữ và nam giới sẽ được kiểm tra các loại hóc môn khác nhau. (The test measures the level of sex hormones in blood samples, with different hormones being tested for females and males.)

- Xét nghiệm insulin (Insulin test): Xét nghiệm máu kiểm tra lượng insulin trong máu để tìm hiểu nguyên nhân đường huyết thấp, chẩn đoán hạ đường huyết, hoặc kháng insulin. (A blood test measures the amount of insulin in a sample of blood to find out the cause of low blood glucose, diagnose hypoglycemia, insulin resistance.)

- Xét nghiệm điện giải (Electrolyte test): Xét nghiệm máu đo mức độ của các điện giải chính trong cơ thể để xác định sự mất cân bằng chất lỏng hoặc sự mất cân bằng giữa mức độ axit và bazơ. (A blood test that measures levels of the body's main electrolytes to determine any fluid imbalance or an imbalance in acid and base levels.)

- Xét nghiệm nồng độ PTH (Parathyroid hormone test): Xét nghiệm đo mức hormone cận giáp (PTH) trong máu để theo dõi các hoạt động của tuyến giáp trong việc kiểm soát mức canxi. (A test measures the level of parathyroid hormone (PTH) in blood to determine if parathyroid glands are working properly to control calcium levels.)

- Xét nghiệm hormone tuyến yên (Pituitary hormone test): Xét nghiệm đo mức độ hormone do tuyến yên sản xuất để giúp chẩn đoán khối u tuyến yên, thiểu năng tuyến yên và các vấn đề khác. (A test measures the levels of hormones produced by the pituitary gland to help diagnose pituitary tumors, hypopituitarism, and other pituitary gland problems.)

- Xét nghiệm hormone ACTH (ACTH stimulation test): Xét nghiệm kiểm tra xem tuyến thượng thận phản ứng thế nào với hormone ACTH để chẩn đoán các vấn đề về tuyến thượng thận và tuyến yên. (A test measures how well the adrenal glands respond to adrenocorticotropic hormone to determine whether adrenal and pituitary glands are normal.)

- Xét nghiệm sinh hóa máu (Serum chemistry panel): Xét nghiệm máu đo mức độ các chất trong máu, như điện giải, protein, chất béo và glucose để cung cấp thông tin về sức khỏe tổng quát. (A blood test that measures the levels of substances in the blood, such as electrolytes, proteins, fats, and glucose to provide information of overall health.)

- Xét nghiệm hormone prolactin (Prolactin test): Xét nghiệm đo mức độ prolactin trong một mẫu máu để chẩn đoán nguyên nhân gây chu kỳ kinh nguyệt không đều và vô sinh ở nam và nữ. (A test measures the level of prolactin in a sample of blood to find the cause of irregular menstrual periods and infertility in men and women.)

- Chụp MRI tuyến yên (Pituitary MRI): Kỹ thuật chẩn đoán hình ảnh sử dụng từ trường và sóng radio tạo ra hình ảnh của tuyến yên và các khu vực xung quanh trong não để kiểm tra tuyến yên. (A diagnostic imaging procedure that uses powerful magnets and radio waves to create images of the pituitary gland and surrounding areas in the brain to evaluate the pituitary gland.)

- Xét nghiệm melatonin (Melatonin test): Xét nghiệm đo mức độ melatonin trong cơ thể để đánh giá chu kỳ giấc ngủ-thức và các chức năng khác. (A test measures the levels of melatonin in the body to assess sleep-wake cycles and other functions.)

- Xét nghiệm leptin (Leptin test) - Leptin test: Xét nghiệm máu đo mức độ leptin, một loại hormone được sản xuất bởi các tế bào mỡ trong cơ thể, để xác định nguyên nhân gây béo phì. (A blood test that measures the level of leptin, a hormone produced by fat cells in the body, to identify obesity causes.)

- Chụp X-quang cột sống (Spine X-ray): Kỹ thuật chẩn đoán hình ảnh sử dụng tia X để tạo ra hình ảnh của xương ở cổ và lưng giúp chẩn đoán rối loạn nội tiết liên quan đến tuyến giáp ở vùng cổ. (A diagnostic imaging procedure that uses X-rays to create images of the bones in neck and back to help diagnose endocrine disorder related to the thyroid gland in the neck area.)

- Xét nghiệm hormone tuyến thượng thận (Adrenal hormone test) - Adrenal hormone test

■ **Câu hỏi thường dùng** (Common Questions)

- "Quý vị đã từng làm xét nghiệm đường huyết chưa?" *(Have you ever had a blood glucose test?)*

- "Quý vị có cần xét nghiệm HbA1c không?" *(Do you need an HbA1c test?)*

- "Quý vị đã từng làm siêu âm tuyến giáp chưa?" *(Have you had a thyroid ultrasound?)*

- "Quý vị có cần xét nghiệm hormone sinh dục không?" *(Do you need a sex hormone test?)*

- "Quý vị có cần xét nghiệm cortisol không?" *(Do you need a cortisol test?)*

- "Quý vị có từng làm xét nghiệm chức năng tuyến yên chưa?" *(Have you had a pituitary function test?)*

- "Quý vị có cần xét nghiệm hormone tăng trưởng không?" *(Do you need a growth hormone test?)*
- "Quý vị đã từng chụp MRI tuyến yên chưa?" *(Have you had a pituitary MRI?)*
- "Quý vị có cần xét nghiệm hormone ACTH không?" *(Do you need an ACTH stimulation test?)*
- "Quý vị có cần xét nghiệm nồng độ PTH không?" *(Do you need a parathyroid hormone test?)*

8.4. Các phương pháp điều trị và can thiệp hệ nội tiết (Endocrine Treatments and Interventions)

■ **Từ vựng y khoa chính** (Key Medical Terminology)

- Điều trị insulin cho tiểu đường (Insulin therapy for diabetes)
- Liệu pháp hormone thay thế (Hormone replacement therapy - HRT)
- Điều trị bằng thuốc điều hòa đường huyết (Oral hypoglycemic agents)
- Phẫu thuật cắt bỏ tuyến giáp (Thyroidectomy)
- Điều trị bằng thuốc chống tuyến giáp (Antithyroid medication)
- Điều trị bằng levothyroxine cho suy giáp (Levothyroxine therapy for hypothyroidism)
- Điều trị bằng corticosteroid cho suy thượng thận (Corticosteroid therapy for adrenal insufficiency)
- Điều trị bằng thuốc ức chế cortisol (Cortisol-inhibiting medications)
- Điều trị loãng xương bằng bisphosphonates (Bisphosphonates for osteoporosis)

- Điều trị bằng thuốc tăng cường hormone sinh dục (Testosterone or estrogen therapy)
- Điều trị bằng thuốc metformin cho tiểu đường tuýp 2 (Metformin therapy for type 2 diabetes)
- Điều trị bằng thuốc điều chỉnh hormone tăng trưởng (Growth hormone therapy)
- Phẫu thuật cắt bỏ tuyến thượng thận (Adrenalectomy)
- Điều trị bằng thuốc ức chế hormone prolactin (Prolactin-inhibiting medication)
- Phẫu thuật tuyến yên (Pituitary surgery)
- Điều trị hội chứng Cushing (Cushing's syndrome treatment)
- Điều trị tiểu đường thai kỳ (Gestational diabetes management)
- Điều trị bằng hormone tuyến giáp cho cường giáp (Thyroid hormone therapy for hyperthyroidism)
- Phẫu thuật điều trị u tuyến thượng thận (Adrenal tumor surgery)
- Điều trị rối loạn chức năng tuyến cận giáp (Parathyroid disorder treatment)

■ **Câu hỏi thường dùng** (Common Questions)

- "Quý vị có đang dùng insulin không?" *(Are you taking insulin?)*
- "Quý vị có cần điều trị bằng hormone thay thế không?" *(Do you need hormone replacement therapy?)*
- "Quý vị có cần dùng thuốc điều chỉnh hormone tuyến giáp không?" *(Do you need thyroid hormone medication?)*

- "Quý vị có cần điều trị bằng levothyroxine không?" *(Do you need levothyroxine therapy?)*

- "Quý vị đã từng phẫu thuật cắt bỏ tuyến giáp chưa?" *(Have you had a thyroidectomy?)*

- "Quý vị có cần điều trị bằng corticosteroid không?" *(Do you need corticosteroid therapy?)*

- "Quý vị có cần dùng thuốc ức chế cortisol không?" *(Do you need cortisol-inhibiting medication?)*

- "Quý vị có đang điều trị loãng xương không?" *(Are you being treated for osteoporosis?)*

- "Quý vị có dùng metformin cho tiểu đường tuýp 2 không?" *(Are you taking metformin for type 2 diabetes?)*

- "Quý vị có cần điều trị hormone sinh dục không?" *(Do you need testosterone or estrogen therapy?)*

8.5. Chế độ ăn uống và lối sống phòng ngừa bệnh lý nội tiết (Endocrine Health Nutrition and Prevention)

- **Từ vựng y khoa chính** (Key Medical Terminology)
  - Chế độ ăn ít đường (Low-sugar diet)
  - Chế độ ăn giàu chất xơ (High-fiber diet)
  - Chế độ ăn cân bằng (Balanced diet)
  - Tập thể dục thường xuyên (Regular physical activity)
  - Duy trì cân nặng lành mạnh (Maintaining a healthy weight)
  - Kiểm soát lượng carbohydrate (Carbohydrate control)
  - Thực phẩm giàu canxi và vitamin D (Calcium and vitamin D-rich foods)
  - Điều chỉnh lượng caffein (Moderating caffeine intake)

- Thực phẩm hỗ trợ chức năng tuyến giáp (Thyroid-friendly foods)
- Giảm tiêu thụ chất béo bão hòa (Reducing saturated fat intake)
- Chế độ ăn giàu protein (High-protein diet)
- Tránh thức ăn nhanh và thực phẩm chế biến (Avoiding fast and processed foods)
- Tăng cường bổ sung chất chống oxy hóa (Antioxidant supplementation)
- Giảm tiêu thụ muối (Reducing salt intake)
- Thực phẩm giúp điều chỉnh lượng đường trong máu (Blood sugar-regulating foods)
- Thực phẩm giàu omega-3 (Omega-3 rich foods)
- Kiểm tra nồng độ hormone định kỳ (Regular hormone level checks)
- Kiểm soát căng thẳng (Stress management)
- Ngủ đủ giấc và điều chỉnh giấc ngủ (Adequate sleep and sleep regulation)
- Bổ sung vitamin và khoáng chất hỗ trợ chức năng nội tiết (Endocrine-supporting vitamins and minerals)

■ **Câu hỏi thường dùng** (Common Questions)

- "Quý vị có đang theo chế độ ăn ít đường không?" *(Are you on a low-sugar diet?)*
- "Quý vị có kiểm soát lượng carbohydrate tiêu thụ không?" *(Do you control your carbohydrate intake?)*
- "Quý vị có tập thể dục thường xuyên không?" *(Do you exercise regularly?)*

- "Quý vị có duy trì cân nặng khỏe mạnh không?" *(Are you maintaining a healthy weight?)*
- "Quý vị có kiểm tra nồng độ hormone định kỳ không?" *(Do you check your hormone levels regularly?)*
- "Quý vị có ăn thực phẩm hỗ trợ tuyến giáp không?" *(Do you eat thyroid-friendly foods?)*
- "Quý vị có bổ sung vitamin D không?" *(Are you taking vitamin D supplements?)*
- "Quý vị có tránh tiêu thụ thức ăn nhanh và thực phẩm chế biến không?" *(Do you avoid fast and processed foods?)*
- "Quý vị có giảm tiêu thụ muối không?" *(Are you reducing your salt intake?)*
- "Quý vị có ngủ đủ giấc không?" *(Do you get enough sleep?)*

Chương 9: Hệ miễn dịch (Immune System)

9.1. Tổng quan Hệ miễn dịch (Immune System)

- **Từ vựng y khoa chính** (Key Medical Terminology)

  - Hệ miễn dịch (Immune system)
  - Kháng thể (Antibody)
  - Tế bào lympho (Lymphocyte)
  - Tế bào B (B cell)
  - Tế bào T (T cell)
  - Đại thực bào (Macrophage)
  - Cytokine - Cytokine
  - Viêm nhiễm (Inflammation)
  - Miễn dịch tự nhiên (Innate immunity)
  - Miễn dịch thu được (Adaptive immunity)
  - Hệ thống bổ thể (Complement system)
  - Tế bào giết tự nhiên (NK cells)
  - Kháng nguyên (Antigen)
  - Tủy xương (Bone marrow)
  - Tuyến ức (Thymus)
  - Lách (Spleen)
  - Hạch bạch huyết (Lymph node)
  - Phản ứng miễn dịch (Immune response)
  - Bạch cầu (White blood cells)
  - Miễn dịch qua trung gian tế bào (Cell-mediated immunity)

■ **Câu hỏi thường dùng** (Common Questions)

- "Quý vị có bị nhiễm trùng thường xuyên không?" *(Do you get infections frequently?)*

- "Quý vị có bị dị ứng không?" *(Do you have allergies?)*

- "Quý vị có đang điều trị bệnh tự miễn không?" *(Are you being treated for autoimmune disease?)*

- "Quý vị có cảm thấy mệt mỏi thường xuyên không?" *(Do you feel fatigued often?)*

- "Quý vị có gặp vấn đề về viêm nhiễm mãn tính không?" *(Do you suffer from chronic inflammation?)*

- "Quý vị có đang dùng thuốc ức chế miễn dịch không?" *(Are you on immunosuppressants?)*

- "Quý vị có hệ miễn dịch yếu không?" *(Do you have a weakened immune system?)*

- "Quý vị có bị cảm lạnh thường xuyên không?" *(Do you get colds often?)*

- "Quý vị có từng được tiêm phòng chưa?" *(Have you ever been vaccinated?)*

- "Quý vị có bị dị ứng thức ăn không?" *(Do you have food allergies?)*

9.2. Các bệnh lý về hệ miễn dịch (Immune System Diseases)

■ **Từ vựng y khoa chính** (Key Medical Terminology)

- Bệnh tự miễn (Autoimmune disease)

- Viêm khớp dạng thấp (Rheumatoid arthritis)

- Lupus ban đỏ hệ thống (Systemic lupus erythematosus - SLE)

- Bệnh Crohn (Crohn's disease)

- Bệnh đa xơ cứng (Multiple sclerosis - MS)
- Bệnh celiac (Celiac disease)
- Viêm gan tự miễn (Autoimmune hepatitis)
- Bệnh Hashimoto (Hashimoto's thyroiditis)
- Bệnh đái tháo đường tuýp 1 (Type 1 diabetes)
- Bệnh thiếu hụt miễn dịch (Immunodeficiency disorder)
- Hội chứng suy giảm miễn dịch mắc phải (Acquired immunodeficiency syndrome - AIDS)
- Hội chứng Guillain-Barré (Guillain-Barré syndrome)
- Sốc phản vệ (Anaphylaxis)
- Hen suyễn dị ứng (Allergic asthma)
- Viêm da dị ứng (Eczema) (Atopic dermatitis - Eczema)
- Bệnh dị ứng (Allergic disease)
- Bệnh phổi mô kẽ (Interstitial lung disease)
- Bệnh sarcoidosis (Sarcoidosis)
- Thiếu hụt gamma globulin (Hypogammaglobulinemia)
- Bệnh viêm đường ruột (Inflammatory bowel disease - IBD)

■ **Câu hỏi thường dùng** (Common Questions)

- "Quý vị có từng được chẩn đoán với bệnh tự miễn không?" *(Have you been diagnosed with an autoimmune disease?)*
- "Quý vị có bị viêm khớp dạng thấp không?" *(Do you have rheumatoid arthritis?)*
- "Quý vị có bị lupus không?" *(Do you have lupus?)*
- "Quý vị có bị dị ứng với thức ăn hoặc thuốc không?" *(Do you have food or drug allergies?)*

- "Quý vị có từng bị sốc phản vệ không?" *(Have you ever had anaphylaxis?)*

- "Quý vị có bị hen suyễn không?" *(Do you have asthma?)*

- "Quý vị có bị viêm da dị ứng không?" *(Do you have eczema?)*

- "Quý vị có hệ miễn dịch yếu không?" *(Do you have a weakened immune system?)*

- "Quý vị có từng bị bệnh Crohn không?" *(Have you ever had Crohn's disease?)*

- "Quý vị có bị tiểu đường tuýp 1 không?" *(Do you have type 1 diabetes?)*

9.3. Các xét nghiệm và thủ thuật liên quan đến hệ miễn dịch (Immune System Tests and Procedures)

- **Từ vựng y khoa chính** (Key Medical Terminology)

  - Xét nghiệm kháng thể (Antibody test): Xét nghiệm kiểm tra các protein do hệ thống miễn dịch của cơ thể tạo ra để chống lại nhiễm trùng, giúp chẩn đoán của nhiều bệnh, rối loạn và nhiễm trùng khác nhau. (A test checks for proteins made by the immune system to fight infections, helping to diagnose various diseases, disorders, and infections.)

  - Xét nghiệm chức năng miễn dịch (Immune function test): Xét nghiệm sàng lọc tiêu chuẩn cho chức năng miễn dịch dịch thể bao gồm việc đo nồng độ immunoglobulin (Ig) - IgG, IgA, IgM, và đôi khi IgE trong máu, với kết quả được so sánh với các nhóm đối chứng phù hợp theo độ tuổi. (A standard screening tests for humoral immune function involve measuring immunoglobulin (Ig) levels—IgG, IgA, IgM, and sometimes IgE—in the blood serum, with results compared to age-matched controls.)

- Xét nghiệm HIV (HIV test): Xét nghiệm được sử dụng để kiểm tra việc nhiễm virus suy giảm miễn dịch ở người (HIV) bằng cách phát hiện kháng thể chống lại virus HIV trong máu, nước tiểu hoặc dịch trong miệng, hoặc xác định RNA/DNA của virus HIV trong máu. (A test is used to check for infection with the human immunodeficiency virus (HIV) by detecting either antibodies against HIV in blood, urine, or oral fluid or by identifying the virus's RNA or DNA in blood.)

- Xét nghiệm dị ứng (Allergy test): Xét nghiệm máu đo mức độ immunoglobulin E (IgE) có thể giúp xác định xem bệnh nhân có bị dị ứng hay không. (A blood test that measures immunoglobulin E (IgE) levels can help determine if the patient has allergies.)

- Xét nghiệm ANA (kháng thể kháng nhân) (Antinuclear antibody test - ANA): Xét nghiệm máu phát hiện kháng thể kháng nhân (ANA) trong máu của bệnh nhân, hỗ trợ chẩn đoán các rối loạn tự miễn dịch. (A blood test detects antinuclear antibodies (ANA) in the patient's blood, assisting in the diagnosis of autoimmune disorders.)

- Xét nghiệm số lượng tế bào máu toàn phần (Complete blood count - CBC): Xét nghiệm máu đo lường số lượng và kích thước của hồng cầu, hemoglobin, bạch cầu và tiểu cầu, giúp chẩn đoán các tình trạng y tế, đánh giá sức khỏe hệ miễn dịch, và phát hiện các bất thường do nhiễm trùng, thuốc men, thiếu máu, hoặc ung thư gây ra. (A blood test measures the quantity and size of red blood cells, hemoglobin, white blood cells, and platelets, helping diagnose medical conditions, assess immune system health and detect abnormal conditions caused by infection, medicines, anemia, or cancers.)

- Xét nghiệm tốc độ lắng máu (Erythrocyte sedimentation rate - ESR): Xét nghiệm tốc độ lắng máu (Erythrocyte sedimentation rate - ESR) - Xét nghiệm huyết học phổ biến có thể chỉ ra và theo dõi tăng hoạt động viêm trong cơ thể, nguyên nhân do có thể do chấn thương, nhiễm trùng, rối loạn hệ miễn dịch, một số loại ung thư và rối loạn máu gây ra. (A commonly performed hematology test indicates an increase in inflammatory activity within the body, may caused by trauma, infection, immune system disorder, cancers and blood disorder.)

- Xét nghiệm CRP (C-reactive protein test): Xét nghiệm đo mức độ protein C-reactive trong máu của bệnh nhân giúp chẩn đoán và theo dõi nhiều nguyên nhân gây viêm khác nhau, chẳng hạn như nhiễm trùng và một số bệnh tự miễn. (A test measures the level of C-reactive protein in the patient's blood to help diagnose and monitor various causes of inflammation, such as infections and certain autoimmune conditions.)

- Xét nghiệm chức năng tế bào T (T-cell function test): Xét nghiệm đo lường cách các tế bào T phản ứng với kháng nguyên và chất kích thích phân bào, giúp xác định sự thiếu hụt trong phản ứng miễn dịch. (A test measures how T cells respond to antigens and mitogens, which can help identify deficiencies in the immune response.)

- Sinh thiết hạch bạch huyết (Lymph node biopsy): Thủ thuật dùng để tách lấy toàn bộ hoặc một phần của hạch bạch huyết để kiểm tra bệnh hoặc tình trạng nhiễm trùng, chẳng hạn như ung thư, với các phương pháp khác nhau như sinh thiết cắt toàn bộ, sinh thiết cắt một phần, sinh thiết kim lớn, hoặc sinh thiết kim nhỏ. (A procedure is used to remove all or part of a lymph node to check for infection or disease, such as cancer, with different methods like excisional, incisional, core needle, or fine-needle aspiration biopsies.)

- Điện di protein huyết thanh (Serum protein electrophoresis): Xét nghiệm đo lường các protein cụ thể trong máu dựa trên điện tích, kích thước và hình dạng của chúng, giúp xác định bệnh đa u tuỷ và các rối loạn protein huyết thanh khác. (A test that measures specific proteins in the blood based on their net charge, size, and shape is used to help identify multiple myeloma and other serum protein disorders.)

- Xét nghiệm kháng thể kháng tuyến giáp (Thyroid antibody test): Xét nghiệm đo lường mức độ kháng thể tuyến giáp trong mẫu máu của bệnh nhân, giúp chẩn đoán nguyên nhân của vấn đề về tuyến giáp. (A test measures the level of thyroid antibodies in a sample of patients' blood measuring levels of thyroid antibodies to help diagnose the cause of the thyroid problem.)

- Xét nghiệm chức năng tuyến giáp (Thyroid function test): Các xét nghiệm bao gồm xét nghiệm máu để đo nồng độ hormone (TSH, T4, T3) và kỹ thuật chẩn đoán hình ảnh để phát hiện bất thường, giúp đánh giá chức năng tuyến giáp. (A set of tests, including blood tests for hormone levels (TSH, T4, T3), and imaging procedures to detect abnormalities, helping assess thyroid function.)

- Xét nghiệm kháng thể chống tế bào đích (Autoantibody test): Xét nghiệm phát hiện các tự kháng thể đặc trưng của nhiều bệnh tự miễn, hỗ trợ trong việc chẩn đoán loại bệnh tự miễn. (A test detects autoantibodies characteristic of many autoimmune diseases, aiding in the diagnosis of the type of autoimmune disorder.)

- Xét nghiệm bổ thể (Complement test): Xét nghiệm đo lường mức độ và/hoặc hoạt động của một nhóm proteins bổ thể, giúp chẩn đoán hoặc theo dõi bệnh tự miễn. (A test measures the levels and/or activity of a group of complement proteins to diagnose or monitor autoimmune diseases.)

- Chọc dò tủy sống (Lumbar puncture): Thủ thuật chẩn đoán dùng cây kim nhỏ để chọc lấy mẫu dịch não tủy từ cột sống, giúp chẩn đoán các tình trạng tự miễn ảnh hưởng đến não, dây thần kinh và tủy sống. (A diagnostic procedure where a needle is used to remove a sample of cerebrospinal fluid from a patient's spine, helping to diagnose autoimmune conditions affecting the brain, nerves, and spinal cord.)

- Sinh thiết da (Skin biopsy): Thủ thuật tách lấy một mẫu da nhỏ để kiểm tra, giúp phát hiện ung thư da, các tình trạng da khác nhau hoặc nhiễm trùng da. (A procedure that removes a small sample of skin for testing, helping to check for skin cancer, various skin conditions, or skin infections.)

- Xét nghiệm dị ứng qua da (Skin prick test): Xét nghiệm trong đó một vùng da nhỏ được tiếp xúc với một lượng nhỏ chất gây dị ứng tiềm ẩn để phát hiện dị ứng do không khí và thực phẩm, cũng như phản ứng với nọc độc côn trùng và thuốc. *(A test in which a small area of skin is exposed to a small amount of potential allergens to detect airborne and food allergies, as well as reactions to insect venom and medications.)*

■ **Câu hỏi thường dùng** (Common Questions)

- "Quý vị đã từng làm xét nghiệm kháng thể chưa?" *(Have you ever had an antibody test?)*

- "Quý vị có cần xét nghiệm chức năng miễn dịch không?" *(Do you need an immune function test?)*

- "Quý vị có cần xét nghiệm HIV không?" *(Do you need an HIV test?)*

- "Quý vị đã từng làm xét nghiệm dị ứng chưa?" *(Have you had an allergy test?)*

- "Quý vị có cần làm xét nghiệm ANA không?" *(Do you need an ANA test?)*

- "Quý vị đã từng làm xét nghiệm số lượng tế bào máu toàn phần chưa?" *(Have you had a complete blood count test?)*

- "Quý vị có cần xét nghiệm tốc độ lắng máu không?" *(Do you need an ESR test?)*

- "Quý vị có cần sinh thiết hạch bạch huyết không?" *(Do you need a lymph node biopsy?)*

- "Quý vị đã từng làm xét nghiệm bổ thể chưa?" *(Have you ever had a complement test?)*

- "Quý vị có từng làm xét nghiệm da để kiểm tra dị ứng chưa?" *(Have you had a skin prick test for allergies?*

9.4. Các phương pháp điều trị và can thiệp hệ miễn dịch (Immune System Treatments and Interventions)

- **Từ vựng y khoa chính** (Key Medical Terminology)
  - Liệu pháp ức chế miễn dịch (Immunosuppressive therapy)
  - Điều trị bằng kháng sinh (Antibiotic therapy)
  - Liệu pháp điều trị bằng corticosteroid (Corticosteroid therapy)
  - Liệu pháp miễn dịch (Immunotherapy)
  - Tiêm phòng (Vaccination) -
  - Liệu pháp điều trị bằng thuốc kháng histamine (Antihistamine therapy)
  - Truyền huyết tương (Plasmapheresis)
  - Liệu pháp điều trị bằng kháng sinh tiêm tĩnh mạch (Intravenous - IV antibiotic therapy)
  - Cấy ghép tủy xương (Bone marrow transplant)
  - Điều trị tiêm tĩnh mạch globulin miễn dịch (Intravenous immunoglobulin - IVIG therapy)
  - Điều trị miễn dịch tăng cường (Immune-boosting therapy)
  - Phẫu thuật cắt bỏ lách (Splenectomy)
  - Liệu pháp điều trị chống viêm (Anti-inflammatory therapy)
  - Điều trị bằng liệu pháp sinh học (Biological therapy)
  - Điều trị bệnh tự miễn bằng thuốc ức chế miễn dịch (Immunosuppressant therapy for autoimmune diseases)
  - Điều trị sốc phản vệ (Anaphylaxis treatment)

- Điều trị bệnh lupus bằng thuốc chống viêm không steroid (NSAIDs) (NSAID therapy for lupus)
- Điều trị HIV bằng thuốc kháng virus (Antiretroviral therapy for HIV)
- Phẫu thuật loại bỏ hạch bạch huyết bị ung thư (Lymph node dissection for cancer)
- Liệu pháp điều trị miễn dịch thụ động (Passive immunotherapy)

■ **Câu hỏi thường dùng** (Common Questions)

- "Quý vị có đang dùng thuốc ức chế miễn dịch không?" *(Are you taking immunosuppressants?)*
- "Quý vị có cần tiêm phòng không?" *(Do you need a vaccination?)*
- "Quý vị có từng điều trị bằng globulin miễn dịch chưa?" *(Have you ever had IVIG therapy?)*
- "Quý vị có cần điều trị bằng corticosteroid không?" *(Do you need corticosteroid therapy?)*
- "Quý vị có bị dị ứng và cần dùng thuốc kháng histamine không?" *(Do you need antihistamines for allergies?)*
- "Quý vị có cần cấy ghép tủy xương không?" *(Do you need a bone marrow transplant?)*
- "Quý vị đã từng làm truyền huyết tương chưa?" *(Have you had plasmapheresis?)*
- "Quý vị có cần điều trị bệnh tự miễn bằng thuốc ức chế miễn dịch không?" *(Do you need immunosuppressants for your autoimmune disease?)*
- "Quý vị đã từng điều trị HIV bằng thuốc kháng virus chưa?" *(Have you ever taken antiretroviral therapy for HIV?)*

- "Quý vị có từng phẫu thuật cắt bỏ lách không?" *(Have you had a splenectomy?)*

9.5. Chế độ ăn uống và lối sống hỗ trợ hệ miễn dịch (Immune System Health Nutrition and Lifestyle)

- **■ Từ vựng y khoa chính** (Key Medical Terminology)

  - Thực phẩm giàu vitamin C (Vitamin C-rich foods)
  - Thực phẩm giàu vitamin D (Vitamin D-rich foods)
  - Thực phẩm giàu kẽm (Zinc-rich foods)
  - Chế độ ăn uống cân bằng (Balanced diet)
  - Tập thể dục thường xuyên (Regular physical activity)
  - Giảm căng thẳng (Stress reduction)
  - Ngủ đủ giấc (Adequate sleep)
  - Tăng cường uống nước (Stay hydrated)
  - Thực phẩm giàu chất chống oxy hóa (Antioxidant-rich foods)
  - Thực phẩm lên men (Fermented foods)
  - Bổ sung probiotics (Probiotics)
  - Giảm tiêu thụ đường (Reducing sugar intake)
  - Tránh hút thuốc (Avoiding smoking) g
  - Tránh uống rượu quá mức (Avoiding excessive alcohol consumption)
  - Bổ sung vitamin tổng hợp (Multivitamin supplements)
  - Thực phẩm chức năng tăng cường miễn dịch (Immune-boosting supplements)
  - Tránh thức ăn nhanh và thực phẩm chế biến (Avoiding fast food and processed foods)

- Tập yoga hoặc thiền (Yoga or meditation)
- Tiêm phòng định kỳ (Regular vaccinations)
- Tránh tiếp xúc với người bệnh (Avoiding contact with sick individuals)

■ **Câu hỏi thường dùng** (Common Questions)

- "Quý vị có ăn thực phẩm giàu vitamin C không?" *(Do you eat vitamin C-rich foods?)*
- "Quý vị có ngủ đủ giấc không?" *(Do you get enough sleep?)*
- "Quý vị có uống đủ nước không?" *(Do you stay hydrated?)*
- "Quý vị có ăn thực phẩm lên men không?" *(Do you eat fermented foods?)*
- "Quý vị có bổ sung probiotics không?" *(Do you take probiotics?)*
- "Quý vị có giảm tiêu thụ đường không?" *(Are you reducing your sugar intake?)*
- "Quý vị có tránh hút thuốc không?" *(Do you avoid smoking?)*
- "Quý vị có tập thể dục thường xuyên không?" *(Do you exercise regularly?)*
- "Quý vị có tiêm phòng định kỳ không?" *(Do you get vaccinated regularly?)*
- "Quý vị có tránh tiếp xúc với người bệnh không?" *(Do you avoid contact with sick individuals?)*

Chương 10: Hệ Da liễu (Dermatological System)

10.1. Tổng Quan Về Hệ Da Liễu

- **Từ vựng y khoa chính** (Key Medical Terminology)
  - Da (Skin)
  - Tóc (Hair)
  - Móng (Nail)
  - Dị ứng da (Skin allergy)
  - Phát ban (Rash)
  - Ngứa (Itching)
  - Khô da (Dry skin)
  - Mụn trứng cá (Acne)
  - Chàm (Eczema)
  - Viêm da (Dermatitis)
  - Viêm da dị ứng (Atopic dermatitis)
  - Nấm da (Fungal infection)
  - Vảy nến (Psoriasis)
  - Nốt ruồi (Mole)
  - Ung thư da (Skin cancer)
  - Dày sừng tiết bã (Seborrheic keratosis)
  - Sẹo (Scar)
  - Loét da (Skin ulcer)
  - Vết bỏng (Burn)
  - Vết thương hở (Open wound)

- **Câu hỏi thường dùng** (Common Questions)
  - "Quý vị có bị dị ứng da không?" *(Do you have a skin allergy?)*
  - "Quý vị có phát ban không?" *(Do you have a rash?)*
  - "Quý vị có bị ngứa không?" *(Are you itching?)*
  - "Da của quý vị có bị khô không?" *(Is your skin dry?)*
  - "Quý vị có bị mụn trứng cá không?" *(Do you have acne?)*
  - "Quý vị đã từng bị chàm chưa?" *(Have you ever had eczema?)*
  - "Quý vị có nốt ruồi nào thay đổi kích thước không?" *(Do you have any moles that have changed in size?)*
  - "Quý vị có bị ung thư da không?" *(Do you have skin cancer?)*
  - "Quý vị có bị vảy nến không?" *(Do you have psoriasis?)*
  - "Quý vị có sẹo hay vết bỏng nào không?" *(Do you have any scars or burns?)*

10.2. Các vấn đề thường gặp về da (Common Dermatological Issues)

- **Từ vựng y khoa chính** (Key Medical Terminology)

  - Nám da (Melasma)
  - Giãn tĩnh mạch (Varicose veins)
  - Sạm da (Hyperpigmentation)
  - Tàn nhang (Freckles)
  - Viêm lỗ chân lông (Folliculitis)
  - Mụn nước (Blisters)
  - Nổi mẩn đỏ (Redness)

- Mề đay (Hives - Urticaria)
- Loét tì đè (Pressure ulcer)
- Nhiễm trùng da (Skin infection)
- Mụn nhọt (Boils)
- Vết cắn côn trùng (Insect bite)
- Lở loét (Sores)
- Rụng tóc (Hair loss)
- Móng mọc ngược (Ingrown nail)
- Nấm móng (Nail fungus)
- Sẹo lồi (Keloid scar)
- Giãn mao mạch (Telangiectasia)
- Viêm nang lông (Follicular inflammation)
- Da dầu (Oily skin)

■ **Câu hỏi thường dùng** (Common Questions)

- "Quý vị có bị nám da không?" *(Do you have melasma?)*
- "Quý vị có bị giãn tĩnh mạch không?" *(Do you have varicose veins?)*
- "Quý vị có bị tàn nhang không?" *(Do you have freckles?)*
- "Quý vị có bị nổi mẩn đỏ không?" *(Do you have any redness on your skin?)*
- "Quý vị có bị viêm lỗ chân lông không?" *(Do you have folliculitis?)*
- "Quý vị có bị lở loét không?" *(Do you have any sores?)*
- "Quý vị có bị rụng tóc không?" *(Do you have hair loss?)*
- "Quý vị có bị nấm móng không?" *(Do you have nail fungus?)*

- "Quý vị có vết cắn côn trùng nào không?" *(Do you have any insect bites?)*

- "Quý vị có bị sẹo lồi không?" *(Do you have a keloid scar?)*

10.3. Các thủ thuật và điều trị da liễu phổ biến (Common Dermatological Procedures and Treatments)

■ **Từ vựng y khoa chính** (Key Medical Terminology)

- Soi da (Dermatoscopy): Thủ thuật dùng để kiểm tra da bằng cách sử dụng kính hiển vi soi bề mặt da, dùng để đánh giá những tổn thương sắc tố trên da giúp dễ dàng chẩn đoán ung thư hắc tố da). (A procedure refers to the examination of the skin using skin surface microscopy, used to evaluate pigmented skin lesions to diagnose melanoma.)

- Sinh thiết da (Skin biopsy): Thủ thuật lấy một mẫu da nhỏ để kiểm tra, giúp phát hiện ung thư da, các tình trạng da khác nhau hoặc nhiễm trùng da. (A procedure that removes a small sample of skin for testing, helping to check for skin cancer, various skin conditions, or skin infections.)

- Điều trị laser (Laser therapy): Phương pháp điều trị y khoa dùng một chùm ánh sáng mạnh để cắt, đốt hoặc phá hủy mô bằng phát xạ kích thích. (A medical treatment that uses a strong beam of light to cut, burn, or destroy tissue by stimulated emission of radiation.)

- Điều trị sẹo lồi (Keloid treatment): Thủ thuật nhằm giảm hoặc loại bỏ sẹo lồi, là những vùng da nhô cao, dày lên do sự phát triển quá mức của collagen trong quá trình lành vết thương. (A medical procedure aimed at reducing or eliminating keloid scars, which are raised, thickened areas of skin that form as a result of an overgrowth of collagen during the wound healing process.)

- Cắt bỏ nốt ruồi (Mole removal): Thủ thuật cạo hoặc cắt nốt ruồi ra khỏi da để kiểm tra ung thư da hoặc thực hiện vì mục đích thẩm mỹ. (A procedure to shave or surgical excision of the mole from the skin for testing skin cancer or for cosmetic purposes.)

- Phẫu thuật da liễu (Dermatologic surgery): Các thủ thuật tập trung vào việc điều trị các tình trạng da thông qua các phương pháp phẫu thuật nhằm giải quyết cả vấn đề y khoa và thẩm mỹ ảnh hưởng đến da, tóc và móng. (The procedures focus on treating skin conditions through surgical methods to address both medical and cosmetic issues affecting the skin, hair, and nails.)

- Điều trị băng ép (Compression therapy): Phương pháp sử dụng băng nén hoặc vớ nén có độ ép nén dần để kiểm soát các tĩnh mạch giãn, bệnh chàm tĩnh mạch và/hoặc loét tĩnh mạch để làm lành vết loét và ngăn ngừa sự tái phát. (A therapy uses compression bandaging or graduated compression hosiery to manage varicose veins, venous eczema, and stasis ulcers to promote the healing of ulcers and prevent their recurrence.)

- Tiêm botox (Botox injection): Thủ thuật tiêm liều nhỏ botox vào cơ để chặn một số tín hiệu từ các dây thần kinh đến cơ nhằm mục đích thẩm mỹ để giảm nếp nhăn và điều trị các tình trạng y khoa. (A procedure that involves injecting a small dose of Botox into a muscle to block specific nerve signals, primarily for aesthetic purposes to reduce wrinkles and treat various medical conditions.)

- Điều trị nám bằng hóa chất (Chemical peel): Thủ thuật thẩm mỹ dùng một dung dịch hóa học bôi lên da, để loại bỏ các lớp da ngoài cùng, giúp cải thiện vẻ ngoài và kết cấu tổng thể của da. (A cosmetic procedure that involves the application of a chemical solution to the skin to remove its outer layers, helping to improve the overall appearance and texture of the skin.)

- Cấy tóc (Hair transplant): Thủ thuật phẫu thuật di chuyển các nang tóc từ da đầu ở phía sau đầu đến các khu vực bị hói hoặc thưa tóc nhằm phục hồi mật độ tóc hoặc tái tạo đường chân tóc. (A surgical procedure that moves hair follicles from the scalp at the back of the head to bald or thinning areas to restore hair density or reconstruct hairlines.)

- Điều trị chống lão hóa (Anti-aging treatment): Phương pháp điều trị bao gồm các thủ thuật thẩm mỹ và sử dụng các sản phẩm được điều chế để giảm các dấu hiệu lão hóa, như nếp nhăn, da chảy xệ, màu da không đều và mất khối lượng, đồng thời giúp làn da trông trẻ trung hơn. (A treatment that includes cosmetic procedures and formulated products to reduce signs of aging, such as wrinkles, fine lines, sagging skin, uneven skin tone, and loss of volume, while promoting a more youthful appearance.)

- Điều trị mụn bằng ánh sáng (Light therapy for acne): Phương pháp điều trị dành cho mụn ở mức độ nhẹ đến vừa bằng việc chiếu ánh sáng với bước sóng cụ thể để giảm tổn thương mụn và cải thiện sức khỏe tổng thể của làn da. (A treatment therapy for mild to moderate acne using light with specific wavelengths to reduce acne lesions and improve overall skin health.)

- Phẫu thuật tạo hình (Plastic surgery): Các phẫu thuật tập trung vào việc phục hồi, cải thiện và định hình, tái tạo lại cấu trúc của cơ thể để nâng cao vẻ ngoài và tăng cường sự tự tin. (The surgical procedures that restore, enhance and reshape the body's structures to improve appearance and boost confidence.)

- Điều trị nấm móng (Nail fungus treatment): Phương pháp điều trị bao gồm việc cắt bỏ hoặc loại bỏ hoàn toàn móng bị nấm để loại trừ nhiễm trùng, kết hợp với việc sử dụng thuốc kháng nấm dạng bôi và uống. (A treatment involves trimming or completely removing the infected nail(s) to get rid of the infection, in combination with topical and oral antifungal medication.)

- Điều trị băng gạc (Wound dressing): Phương pháp điều trị sử dụng băng gạc làm từ hydrogel, xốp, hoặc gạc vải, dán vào xung quanh vùng da bằng băng dính hoặc keo, hoặc sử dụng các loại miếng dán, nhằm giúp ngăn ngừa nhiễm trùng, thúc đẩy quá trình lành vết thương và giảm đau. (A treatment involves applying a type of bandage made from materials like hydrogel, foam, gauze that adheres to the surrounding skin using tape or glue, or using other types of patches, helping to prevent infection, promote healing, and reduce pain.)

- Bôi kem dưỡng ẩm (Moisturizing cream application): Một phần cơ bản của việc chăm sóc da hàng ngày, rất quan trọng để duy trì hàng rào bảo vệ da (lớp biểu bì) và tăng cường độ ẩm cho da, giúp điều trị các tình trạng như rối loạn viêm da và viêm da cơ địa. (A fundamental aspect of daily skincare, essential for maintaining the skin (epidermal) barrier and increasing skin hydration, helps treat conditions like atopic disorders and dermatitis.)

- Điều trị da nhạy cảm (Sensitive skin treatment): Một điều trị giúp kiểm soát triệu chứng của làn da nhạy cảm bằng cách ngăn ngừa các tác nhân gây kích ứng thông qua việc sử dụng thuốc và biện pháp tự nhiên, chẳng hạn như dưỡng ẩm, dinh dưỡng hợp lý. (A treatment that manages the symptoms of sensitive skin by preventing triggers through the use of medications and home remedies, such as moisturizing and proper nutrition.)

- Điều trị viêm da cơ địa (Atopic dermatitis treatment): Phương pháp điều trị bao gồm việc sử dụng thuốc bôi, thuốc uống hoặc thuốc tiêm, cùng với các liệu pháp khác như băng ướt và liệu pháp ánh sáng, để giúp kiểm soát các triệu chứng của viêm da cơ địa. (A treatment involves using topical, oral, or injectable medications, along with other therapies such as wet dressings and light therapy, to help manage the atopic dermatitis symptoms.)

- Tiêm corticoid (Corticosteroid injection): Thủ thuật tiêm thuốc steroid trực tiếp vào một tổn thương trên da hoặc ngay dưới da để giảm đau và giảm viêm. (A procedure that involves injecting a steroid medication directly into a lesion on or just below the skin to relieve pain and reduce inflammation.)

- Điều trị sẹo bằng laser (Laser scar treatment): Thủ thuật thẩm mỹ sử dụng năng lượng laser để cải thiện vẻ ngoài, kết cấu, và sức khỏe tổng thể của da, nhằm khắc phục các vấn đề như nếp nhăn, đường nhăn, sẹo mụn, tổn thương do ánh nắng, và sắc tố da không đều. (A cosmetic procedure that uses laser energy to improve the appearance, texture, and overall health of the skin, targeting concerns such as wrinkles, fine lines, acne scars, sun damage, and uneven pigmentation.)

■ **Câu hỏi thường dùng** (Common Questions)

- "Quý vị có muốn cắt bỏ nốt ruồi không?" *(Would you like to remove a mole?)*

- "Quý vị đã từng điều trị laser chưa?" *(Have you ever had laser therapy?)*

- "Quý vị có cần sinh thiết da không?" *(Do you need a skin biopsy?)*

- "Quý vị có sử dụng kem dưỡng ẩm hàng ngày không?" *(Do you use moisturizer daily?)*

- "Quý vị có muốn điều trị chống lão hóa không?" *(Would you like anti-aging treatment?)*

- "Quý vị có bị nhạy cảm với kem bôi nào không?" *(Are you sensitive to any topical creams?)*

- "Quý vị có muốn điều trị sẹo bằng laser không?" *(Would you like to treat scars with laser?)*

- "Quý vị có muốn điều trị nám không?" *(Do you want treatment for melasma?)*

- "Quý vị có cần tiêm corticoid để điều trị viêm da không?" *(Do you need corticosteroid injections for dermatitis treatment?)*

- "Quý vị có muốn điều trị rụng tóc bằng cấy tóc không?" *(Would you like to treat hair loss with a transplant?)*

Chương 11: Hệ Thần kinh - Tâm thần (Psychiatric and Neurological System)

11.1. Tổng Quan Về Hệ Thần Kinh

- **Từ vựng y khoa chính** (Key Medical Terminology)
  - Não (Brain)
  - Tủy sống (Spinal cord)
  - Dây thần kinh (Nerve)
  - Rối loạn lo âu (Anxiety disorder)
  - Trầm cảm (Depression)
  - Tâm thần phân liệt (Schizophrenia)
  - Rối loạn tăng động giảm chú ý (Attention Deficit Hyperactivity Disorder- ADHD)
  - Rối loạn lưỡng cực (Bipolar disorder)
  - Co giật (Seizure)
  - Chấn thương tâm lý (Psychological trauma)
  - Mất trí nhớ (Memory loss)
  - Hội chứng rối loạn căng thẳng sau sang chấn (Post-Traumatic Stress Disorder - PTSD)
  - Rối loạn tâm thần (Mental disorder)
  - Đau đầu (Headache)
  - Chóng mặt (Dizziness)
  - Suy nhược thần kinh (Nervous breakdown)
  - Liệt nửa người (Hemiplegia)
  - Hội chứng Alzheimer (Alzheimer's disease)

- Rối loạn tâm thần hoang tưởng (Paranoid disorder)
- Rối loạn ăn uống (Eating disorder)

- **Câu hỏi thường dùng** (Common Questions)

  - "Quý vị có cảm thấy lo lắng thường xuyên không?" *(Do you frequently feel anxious?)*
  - "Quý vị có cảm thấy buồn chán hoặc trầm cảm không?" *(Do you feel sad or depressed?)*
  - "Quý vị có khó ngủ không?" *(Do you have trouble sleeping?)*
  - "Quý vị có cảm thấy mất trí nhớ không?" *(Do you feel like you are losing memory?)*
  - "Quý vị đã từng bị chấn thương tâm lý chưa?" *(Have you experienced psychological trauma?)*
  - "Quý vị có tiền sử rối loạn lo âu không?" *(Do you have a history of anxiety disorder?)*
  - "Quý vị có cảm thấy chóng mặt thường xuyên không?" *(Do you often feel dizzy?)*
  - "Quý vị đã từng bị co giật không?" *(Have you ever had seizures?)*
  - "Quý vị có cảm thấy căng thẳng quá mức không?" *(Do you feel overly stressed?)*
  - "Quý vị có gặp khó khăn trong việc tập trung không?" *(Do you have trouble concentrating?)*

11.2. Các rối loạn tâm thần phổ biến (Common Psychiatric Disorders)

- **Từ vựng y khoa chính** (Key Medical Terminology)
  - Trầm cảm lâm sàng (Clinical depression)
  - Rối loạn lo âu tổng quát (Generalized anxiety disorder)

- Rối loạn hoảng sợ (Panic disorder)
- Rối loạn ám ảnh cưỡng chế (Obsessive-compulsive disorder - OCD)
- Hội chứng rối loạn căng thẳng sau sang chấn (Post-Traumatic Stress Disorder - PTSD)
- Rối loạn nhân cách (Personality disorder)
- Rối loạn hoang tưởng (Delusional disorder)
- Rối loạn lưỡng cực (Bipolar disorder)
- Rối loạn loạn thần (Psychotic disorder)
- Rối loạn tăng động giảm chú ý (Attention Deficit Hyperactivity Disorder - ADHD)
- Rối loạn ăn uống (Eating disorder)
- Rối loạn giấc ngủ (Sleep disorder)
- Rối loạn tâm thần phân liệt (Schizophrenia)
- Rối loạn nhân cách ranh giới (Borderline personality disorder)
- Rối loạn lưỡng cực loại I và II (Bipolar disorder type I and II)
- Rối loạn hoang tưởng cấp (Acute paranoid disorder)
- Tâm thần phân liệt hoang tưởng (Paranoid schizophrenia)
- Rối loạn ám ảnh sợ hãi (Phobia disorder)
- Suy nhược thần kinh (Nervous breakdown)
- Rối loạn chuyển đổi (Conversion disorder)

- ■ **Câu hỏi thường dùng** (Common Questions)
  - "Quý vị có cảm thấy mất kiểm soát trong các tình huống hoảng sợ không?" *(Do you feel out of control during panic situations?)*

- "Quý vị có bị ám ảnh bởi một điều gì đó không?" *(Do you obsess over something?)*

- "Quý vị có trải qua tình trạng hoang tưởng không?" *(Do you experience delusions?)*

- "Quý vị có cảm thấy lo lắng không có lý do rõ ràng không?" *(Do you feel anxious without a clear reason?)*

- "Quý vị có từng nghĩ đến tự tử không?" *(Have you ever thought about suicide?)*

- "Quý vị có cảm giác hưng phấn hoặc buồn bã quá mức không?" *(Do you experience extreme highs or lows?)*

- "Quý vị có bị khó khăn trong việc ăn uống không?" *(Do you have trouble with eating?)*

- "Quý vị có gặp ác mộng hoặc giấc ngủ bị gián đoạn không?" *(Do you have nightmares or disturbed sleep?)*

- "Quý vị có bị khó chịu hoặc lo lắng khi ở trong không gian kín?" *(Do you feel anxious in confined spaces?)*

- "Quý vị đã từng bị rối loạn tâm thần phân liệt chưa?" *(Have you ever been diagnosed with schizophrenia?)*

11.3. Các rối loạn thần kinh phổ biến (Common Neurological Disorders)

- ◼ **Từ vựng y khoa chính** (Key Medical Terminology)
  - Tai biến mạch máu não (Stroke)
  - Co giật (Seizure)
  - Động kinh (Epilepsy)
  - Bệnh Parkinson (Parkinson's disease)
  - Hội chứng Alzheimer (Alzheimer's disease)
  - Hội chứng Guillain-Barré (Guillain-Barré syndrome)
  - Đa xơ cứng (Multiple sclerosis)

- Đau dây thần kinh tọa (Sciatica)
- Viêm màng não (Meningitis)
- Liệt nửa người (Hemiplegia)
- Đau dây thần kinh tam thoa (Trigeminal neuralgia)
- Hội chứng đau khu vực phức hợp (Complex Regional Pain Syndrome - CRPS)
- Rối loạn chức năng thần kinh thực vật (Autonomic dysfunction)
- Hội chứng chấn động (Concussion syndrome)
- Chấn thương sọ não (Traumatic brain injury - TBI)
- Mất ngôn ngữ (Aphasia)
- Liệt do tổn thương tủy sống (Paraplegia from spinal cord injury)
- Hội chứng đau thần kinh mạn tính (Chronic neuropathic pain syndrome)
- Đau nửa đầu (Migraine)
- Chứng mất ngủ (Insomnia)

- **Câu hỏi thường dùng** (Common Questions)
  - "Quý vị có từng bị tai biến mạch máu não không?" *(Have you ever had a stroke?)*
  - "Quý vị có bị động kinh hoặc co giật không?" *(Do you have epilepsy or seizures?)*
  - "Quý vị có gặp khó khăn trong việc di chuyển không?" *(Do you have difficulty moving?)*
  - "Quý vị có thường bị đau đầu không?" *(Do you frequently have headaches?)*
  - "Quý vị có cảm thấy run tay chân không?" *(Do you experience trembling?)*

- "Quý vị có cảm thấy khó kiểm soát các cơn co giật không?" *(Do you find it hard to control seizures?)*
- "Quý vị đã từng được chẩn đoán với bệnh Parkinson chưa?" *(Have you been diagnosed with Parkinson's disease?)*
- "Quý vị có thường xuyên bị đau dây thần kinh không?" *(Do you frequently experience nerve pain?)*
- "Quý vị có cảm thấy mất trí nhớ không?" *(Do you feel like you are losing memory?)*
- "Quý vị có bị liệt hoặc mất cảm giác ở bất kỳ phần cơ thể nào không?" *(Are you paralyzed or numb in any part of your body?)*

11.4. Điều trị và can thiệp thần kinh - tâm thần (Psychiatric and Neurological Treatments)

- ■ **Từ vựng y khoa chính** (Key Medical Terminology)
  - Liệu pháp tâm lý hoặc Liệu pháp trò chuyện (Psychotherapy or Talk Therapy): Một loạt các phương pháp điều trị giúp bệnh nhân nhận biết và thay đổi những cảm xúc, suy nghĩ và hành vi không lành mạnh thông qua các cuộc trò chuyện với chuyên gia sức khỏe tâm thần. (A variety of treatment techniques that aim to help patients identify and change unhealthy emotions, thoughts and behaviors through having conversations with a mental health professional.)
  - Thuốc an thần (Antipsychotic medication): Phương pháp sử dụng các loại thuốc chủ yếu điều trị các tình trạng và triệu chứng liên quan đến rối loạn tâm thần. (A treatment uses drugs that mainly treat psychosis-related conditions and symptoms.)

- Liệu pháp sốc điện (Electroconvulsive therapy - ECT): Phương pháp điều trị sử dụng dòng điện nhỏ để gây ra cơn co giật ngắn một cách an toàn, với việc hỗ trợ của thuốc gây mê để ngăn chặn cảm giác khó chịu. (A treatment that uses a small electric current to safely induce a brief seizure with the use of anesthesia to prevent discomfort.)

- Thuốc chống trầm cảm (Antidepressants): Các loại thuốc kê đơn được sử dụng để điều trị trầm cảm thông qua việc tăng cường các chất dẫn truyền thần kinh, giúp cải thiện tâm trạng và cảm xúc của người bệnh. (Prescription drugs used to treat depression by increasing neurotransmitters, which helps improve the patient's mood and emotion.)

- Liệu pháp hành vi nhận thức(Cognitive Behavioral Therapy - CBT) : Một loại liệu pháp trò chuyện phổ biến giúp bệnh nhân nhận diện những suy nghĩ không chính xác hoặc tiêu cực, từ đó giúp họ nhìn nhận các tình huống khó khăn một cách rõ ràng hơn và đối mặt với chúng hiệu quả hơn. (A common type of psychotherapy helps patients recognize inaccurate or negative thinking, allowing them to see challenging situations more clearly and respond more effectively.)

- Thuốc chống động kinh (Antiepileptic drugs): Một loại thuốc được sử dụng để ngăn ngừa hoặc điều trị cơn co giật bằng cách kiểm soát hoạt động điện não bất thường. (A type of drug that is used to prevent or treat seizures or convulsions by controlling abnormal electrical activity in the brain.)

- Phẫu thuật thần kinh (Neurosurgery): Các phương pháp điều trị phẫu thuật điều trị nhiều loại rối loạn ảnh hưởng đến não, tủy sống, cột sống, và các dây thần kinh ngoại vi. (The surgical treatments address a wide variety of disorders affecting the brain, the spinal cord and spinal column, and the peripheral nerves.)

- Điều trị đau thần kinh (Neuropathic pain treatment): Các phương pháp và liệu pháp y tế nhằm giảm đau do tổn thương hoặc rối loạn hệ thần kinh bằng cách sử dụng sự kết hợp của các phương pháp điều trị, bao gồm thuốc, liệu pháp vật lý, tư vấn tâm lý và phẫu thuật. (Medical approaches and therapies aimed at alleviating pain caused by damage or dysfunction of the nervous system using a combination of different treatments, including medication, physical therapy, psychological counseling and surgery.)

- Liệu pháp kích thích não sâu (Deep brain stimulation - DBS): Thủ thuật y khoa truyền một dòng điện nhẹ đến một phần của não để kích thích các tế bào nhằm điều trị các triệu chứng của rối loạn thần kinh. (A medical procedure that involves delivering a mild electrical current to a specific part of the brain to stimulate brain cells and treat symptoms of neurological disorders.)

- Thuốc ổn định tâm thần (Mood stabilizers): Một liệu pháp sử dụng một nhóm thuốc để kiểm soát và điều trị rối loạn lưỡng cực. (A treatment uses drugs to manage and treat bipolar disorder.)

- Phục hồi chức năng (Rehabilitation therapy): Một loại chăm sóc sức khỏe giúp bệnh nhân lấy lại, duy trì, hoặc cải thiện các khả năng thể chất, tinh thần hoặc nhận thức cần thiết cho cuộc sống hàng ngày, từ đó cải thiện chức năng hàng ngày của họ. (Care that can help patients regain, maintain, or improve physical, mental, or cognitive abilities needed for daily life, ultimately improving their daily functioning.)

- Liệu pháp giải lo âu (Anxiolytic therapy): Một liệu pháp sử dụng thuốc Anxiolytics để ngăn ngừa hoặc điều trị các triệu chứng hoặc rối loạn lo âu. (A therapy uses anxiolytics, a class of drugs to prevent or treat anxiety symptoms or disorders.)

- Phẫu thuật giảm áp (Decompression surgery): Các thủ thuật giúp giảm áp lực lên các cấu trúc như não, tủy sống hoặc dây thần kinh, nhằm giảm đau, cải thiện chức năng và ngăn ngừa tổn thương thêm cho hệ thần kinh. (The procedures help relieve pressure on structures like the brain, spinal cord, or nerves, to alleviate pain, improve function, and prevent further damage to the nervous system.)

- Chụp cộng hưởng từ (Magnetic Resonance Imaging - MRI): Kỹ thuật chẩn đoán hình ảnh sử dụng từ trường và sóng radio tạo ra hình ảnh giải phẫu ba chiều chi tiết, thường được sử dụng để phát hiện, chẩn đoán và theo dõi điều trị bệnh. (A diagnostic imaging procedure that uses powerful magnets and radio waves to produce detailed three-dimensional anatomical images, often used for disease detection, diagnosis, and treatment monitoring.)

- Điện não đồ (Electroencephalogram - EEG): Kỹ thuật đo hoạt động điện của não, chủ yếu được sử dụng để đánh giá các cơn động kinh và những tình trạng có thể giả mạo cơn động kinh. (A procedure measures the brain's electrical activity, primarily used to assess seizures and conditions that may mimic seizures.)

- Liệu pháp nhóm (Group therapy) - Group therapy: Một liệu pháp điều trị nhiều bệnh nhân cùng một lúc bởi một hoặc nhiều nhà tâm lý học để giải quyết các rối loạn tâm lý và cải thiện các kỹ năng chung như tương tác xã hội và đối phó với sự mất mát. (Treatment of multiple patients at once by one or more psychologists to address psychological disorders and improve general skills such as social interactions and coping with loss.)

- Phục hồi tâm lý xã hội (Psychosocial rehabilitation): Một liệu pháp giúp bệnh nhân phát triển các kỹ năng xã hội, cảm xúc và trí tuệ cần thiết để sống độc lập hạnh phúc, thông qua việc học các kỹ năng đối phó với căng thẳng và phát triển các nguồn lực để giảm căng thẳng trong tương lai. (A therapy helps people develop the social, emotional, and intellectual skills needed to live happily with minimal support, through learning coping skills for managing stress and developing resources to reduce future stress.)

- Điều trị chống động kinh (Epilepsy surgery): Thủ thuật loại bỏ một khu vực xảy ra cơn co giật trong não nhằm hạn chế và giảm số lượng cơn co giật. (A procedure that removes an area of the brain where seizures occur to stop and reduce the number of seizures.)

- Tiêm botulinum toxin (Botox injection for neurological conditions): Thủ thuật tiêm liều nhỏ botox vào cơ để chặn một số tín hiệu từ các dây thần kinh đến cơ, giúp giảm co thắt và điều trị nhiều loại bệnh rối loạn thần kinh. (A procedure that involves injecting a small dose of Botox into a muscle to block some signals from the nerves to the muscle, helping to reduce spasms and treat various neurological disorders.)

■ **Câu hỏi thường dùng** (Common Questions)

- "Quý vị đã từng tham gia liệu pháp tâm lý chưa?" *(Have you ever undergone psychotherapy?)*

- "Quý vị có đang sử dụng thuốc chống trầm cảm không?" *(Are you taking antidepressants?)*

- "Quý vị đã từng điều trị liệu pháp sốc điện chưa?" *(Have you ever had electroconvulsive therapy?)*

- "Quý vị có đang dùng thuốc chống động kinh không?" *(Are you taking antiepileptic drugs?)*

- "Quý vị có đang sử dụng liệu pháp hành vi nhận thức không?" *(Are you using cognitive behavioral therapy?)*

- "Quý vị có đang điều trị cho các cơn đau thần kinh không?" *(Are you being treated for neuropathic pain?)*

- "Quý vị có đang phục hồi chức năng sau chấn thương không?" *(Are you undergoing rehabilitation after an injury?)*

- "Quý vị đã từng được chẩn đoán với bệnh cần điều trị bằng phẫu thuật thần kinh chưa?" *(Have you been diagnosed with a condition requiring neurosurgery?)*

- "Quý vị có tham gia liệu pháp nhóm không?" *(Are you attending group therapy?)*

- "Quý vị có đang sử dụng thuốc chống loạn thần không?" *(Are you taking antipsychotic drugs?)*

PHẦN 3.
THUẬT NGỮ THEO
CÁC BỆNH CHUYÊN KHOA

Chương 12: Bệnh Sản Phụ Khoa
(Obstetrics and Gynecology Diseases)

12.1. Tổng Quan Về Bệnh Sản Phụ Khoa

- **Từ vựng y khoa chính** (Key Medical Terminology)

  - Kinh nguyệt (Menstruation)
  - Chu kỳ kinh nguyệt (Menstrual cycle)
  - Mang thai (Pregnancy)
  - Sinh non (Premature birth)
  - Sẩy thai (Miscarriage)
  - Tiền sản giật (Preeclampsia)
  - Nội mạc tử cung (Endometrium)
  - Buồng trứng (Ovary)
  - Vòi tử cung (Fallopian tube)
  - Tử cung (Uterus)
  - Ung thư cổ tử cung (Cervical cancer)
  - U nang buồng trứng (Ovarian cyst)
  - Lạc nội mạc tử cung (Endometriosis)
  - Viêm âm đạo (Vaginitis)
  - Nhiễm nấm âm đạo (Yeast infection)
  - Hội chứng buồng trứng đa nang (Polycystic ovary syndrome - PCOS)
  - Ung thư buồng trứng (Ovarian cancer)
  - Vỡ ối sớm (Premature rupture of membranes)
  - Rối loạn kinh nguyệt (Menstrual disorders)
  - Ung thư tử cung (Uterine cancer)

- **Câu hỏi thường dùng** (Common Questions)
  - "Chu kỳ kinh nguyệt của quý vị có đều không?" *(Is your menstrual cycle regular?)*
  - "Quý vị có cảm thấy đau bụng kinh nhiều không?" *(Do you have severe menstrual cramps?)*
  - "Quý vị có bị rối loạn kinh nguyệt không?" *(Do you have menstrual irregularities?)*
  - "Quý vị có từng bị sảy thai không?" *(Have you ever had a miscarriage?)*
  - "Quý vị có đang mang thai không?" *(Are you pregnant?)*
  - "Quý vị có bị viêm âm đạo hoặc nhiễm nấm không?" *(Do you have vaginitis or yeast infection?)*
  - "Quý vị có từng được chẩn đoán với hội chứng buồng trứng đa nang không?" *(Have you been diagnosed with polycystic ovary syndrome?)*
  - "Quý vị có cảm thấy đau hoặc khó chịu khi quan hệ tình dục không?" *(Do you experience pain during intercourse?)*
  - "Quý vị có từng bị chẩn đoán với lạc nội mạc tử cung không?" *(Have you ever been diagnosed with endometriosis?)*
  - "Quý vị có tiền sử ung thư phụ khoa trong gia đình không?" *(Do you have a family history of gynecologic cancers?)*

12.2. Các bệnh lý về sản phụ khoa (Obstetrics and Gynecology Diseases)

- **Từ vựng y khoa chính** (Key Medical Terminology)
  - Hội chứng buồng trứng đa nang (Polycystic ovary syndrome - PCOS)

- Lạc nội mạc tử cung (Endometriosis)
- U nang buồng trứng (Ovarian cyst)
- Ung thư buồng trứng (Ovarian cancer)
- Ung thư cổ tử cung (Cervical cancer)
- Ung thư tử cung (Uterine cancer)
- Sẩy thai (Miscarriage)
- Tiền sản giật (Preeclampsia)
- Viêm âm đạo (Vaginitis)
- Nhiễm nấm âm đạo (Yeast infection)
- Rối loạn kinh nguyệt (Menstrual disorders)
- Sinh non (Preterm labor)
- Vỡ ối sớm (Premature rupture of membranes)
- Thiểu năng tuyến giáp trong thai kỳ (Hypothyroidism in pregnancy)
- Mang thai ngoài tử cung (Ectopic pregnancy)
- Suy giảm chức năng sinh sản (Infertility)
- Đa thai (Multiple pregnancy)
- Viêm phần phụ (Pelvic inflammatory disease - PID
- Sản giật (Eclampsia)
- U xơ tử cung (Fibroids)

- ■ **Câu hỏi thường dùng** (Common Questions)

  - "Quý vị có từng được chẩn đoán với hội chứng buồng trứng đa nang không?" *(Have you been diagnosed with PCOS?)*

  - "Quý vị có bị lạc nội mạc tử cung không?" *(Do you have endometriosis?)*

  - "Quý vị có từng bị sẩy thai không?" *(Have you ever had a miscarriage?)*

- "Quý vị có cảm thấy đau hoặc khó chịu khi đến kỳ kinh không?" *(Do you have pain during your periods?)*
- "Quý vị có đang mang thai không?" *(Are you currently pregnant?)*
- "Quý vị có từng bị ung thư cổ tử cung hoặc tử cung không?" *(Have you ever had cervical or uterine cancer?)*
- "Quý vị có bị viêm âm đạo không?" *(Do you have vaginitis?)*
- "Quý vị có từng được chẩn đoán với u nang buồng trứng không?" *(Have you ever been diagnosed with ovarian cysts?)*
- "Quý vị có bị tiền sản giật không?" *(Do you have preeclampsia?)*
- "Quý vị có gặp vấn đề về sinh sản không?" *(Do you have difficulty conceiving?)*

12.3. Các xét nghiệm và thủ thuật liên quan đến sản phụ khoa (Obstetrics and Gynecology Tests and Procedures)

■ **Từ vựng y khoa chính** (Key Medical Terminology)

- Siêu âm thai (Fetal ultrasound): Kỹ thuật chẩn đoán hình ảnh sử dụng sóng âm tần số cao để tạo ra hình ảnh của thai nhi, để đánh giá sức khỏe, sự phát triển, mức độ nước ối, vị trí nhau thai của thai nhi, và kiểm tra hoặc chẩn đoán các vấn đề y tế tiềm ẩn. (A diagnostic imaging procedure that uses sound waves to creates an image of the baby in the mother's womb, helping assess a fetus's health, growth, development, amniotic fluid levels, placenta location, and to check for or diagnose potential medical issues.)

- Xét nghiệm Pap (Pap smear): Thủ thuật sử dụng một chổi thu tế bào để nhẹ nhàng lấy các tế bào từ bề mặt cổ tử cung và khu vực xung quanh để kiểm tra dưới kính hiển vi, nhằm phát hiện ung thư cổ tử cung hoặc các thay đổi có thể dẫn đến ung thư cổ tử cung. (A procedure in which a small brush is used to gently remove cells from the surface of the cervix and the area around it so they can be checked under a microscope for cervical cancer or cell changes that may lead to cervical cancer.)

- Xét nghiệm HPV (HPV test): Xét nghiệm sử dụng mẫu tế bào cổ tử cung được kiểm tra DNA hoặc RNA từ các loại virus HPV, được biết đến là nguyên nhân gây ung thư cổ tử cung. (A laboratory test in which cervical cells are examined for DNA or RNA from specific types of human papillomavirus (HPV) known to cause cervical cancer.)

- Siêu âm đầu dò âm đạo (Transvaginal ultrasound): Thủ thuật chẩn đoán hình ảnh sử dụng một đầu dò dài đưa nhẹ nhàng vào âm đạo để kiểm tra âm đạo, tử cung, ống dẫn trứng, buồng trứng và bàng quang. (A procedure that uses an instrument inserted into the vagina to examine the vagina, uterus, fallopian tubes, ovaries, and bladder.)

- Xét nghiệm hormone sinh dục (Sex hormone test): Xét nghiệm đo mức độ nội tiết tố sinh dục trong máu, nữ và nam giới sẽ được kiểm tra các loại hóc môn khác nhau. (The test measures the level of sex hormones in blood samples, with different hormones being tested for females and males.)

- Nội soi tử cung (Hysteroscopy): Thủ thuật sử dụng ống dài, linh hoạt có gắn camera và đèn được đưa vào qua âm đạo, vào tử cung, giúp bác sĩ kiểm tra bên trong cổ tử cung và tử cung. (A procedure that uses a thin, lighted, flexible tube to place into the uterus through the vagina and cervix, allowing physicians to examine the inside of the cervix and uterus.)

- Nội soi ổ bụng (Laparoscopy): Thủ thuật xâm lấn tối thiểu thực hiện bởi bác sĩ phẫu thuật, sử dụng một ống soi mỏng có gắn camera đưa vào bụng của bệnh nhân qua một vết mổ nhỏ, để kiểm tra các vấn đề ở bụng hoặc vùng chậu. (A minimally invasive procedure where surgeons use a thin telescopic rod with a video camera, inserted through a small incision in the patient's abdomen, to examine the stomach or pelvic area for problems.)

- Xét nghiệm NIPT (Noninvasive prenatal testing - NIPT Test) : Xét nghiệm sử dụng mẫu máu của người mang thai để phát hiện các bất thường bẩm sinh trong DNA của thai nhi. (A test uses a pregnant person's blood to detect congenital abnormalities in the fetus's DNA.)

- Xét nghiệm triple test (Triple test): Xét nghiệm sàng lọc sử dụng máu của mẹ để đo ba chất cụ thể—AFP, hCG và estriol—nhằm giúp đánh giá nguy cơ khuyết tật bẩm sinh. (A screening test that uses maternal blood to measure three specific substances—AFP, hCG, and estriol—to help assess the risk of birth defects.)

- Xét nghiệm nước tiểu khi mang thai (Urine test during pregnancy): Xét nghiệm kiểm tra mức độ cao của đường, protein, ketone và vi khuẩn, để đánh giá các bệnh nhiễm trùng bàng quang hoặc thận, tiểu đường, mất nước và tiền sản giật bằng cách. (A test screens for high levels of sugars, proteins, ketones, and bacteria to assess bladder or kidney infections, diabetes, dehydration, and preeclampsia.)

- Chụp cộng hưởng từ vùng chậu (Pelvic MRI): Kỹ thuật chẩn đoán hình ảnh sử dụng từ trường của nam châm và sóng vô tuyến để tạo ra hình ảnh khu vực giữa các xương hông - vùng chậu. (An imaging test that uses a machine with powerful magnets and radio waves to create pictures of the area between the hip bones - the pelvic area.)

- Chụp cắt lớp vi tính vùng chậu (Pelvic CT scan): : Kỹ thuật chẩn đoán hình ảnh sử dụng tia X và công nghệ máy tính để tạo ra các hình ảnh cắt lớp chi tiết của của khu vực giữa các xương hông. (A diagnostic imaging procedure that uses X-rays and computer technology to create detailed cross-sectional images of the area between the hip bones.)

- Sinh thiết nội mạc tử cung (Endometrial biopsy): Thủ thuật tách lấy một mẫu mô nhỏ từ lớp niêm nội mạc tử cung để kiểm tra ung thư hoặc các bất thường khác. (A procedure removes a small piece of tissue from the lining of the uterus (the endometrium) to examine it for cancer or other irregularities.)

- Siêu âm vùng chậu (Pelvic ultrasound): Kỹ thuật chẩn đoán hình ảnh tạo ra hình ảnh của các cơ quan bên trong vùng chậu - khu vực giữa bụng và chân - nhằm giúp chẩn đoán các vấn đề như khối u hoặc u nang buồng trứng. (An imaging test creates pictures of the organs inside the pelvis - the area between the belly and legs - to help diagnose problems like ovarian tumors or cysts.)

- Chụp X-quang tử cung và vòi trứng (Hysterosalpingography): Kỹ thuật chẩn đoán hình ảnh X-quang sử dụng thuốc cản quang cho phép nhìn thấy tử cung và ống dẫn trứng, giúp chẩn đoán các vấn đề vô sinh do tắc nghẽn ống dẫn trứng. (An X-ray dye test allows seeing the uterus and fallopian tubes, helping diagnose fertility problems caused by blocked fallopian tubes.)

- Sinh thiết buồng trứng (Ovarian biopsy): Thủ thuật lấy một mẫu mô nhỏ từ khối u ở buồng trứng để xác định xem bệnh nhân có mắc ung thư buồng trứng hay không. (A procedure involves removing a small tissue sample from a tumor in the ovary, to confirm whether the patient has ovarian cancer.)

- Xét nghiệm alpha-fetoprotein (Alpha-fetoprotein - AFP test): Xét nghiệm được sử dụng để đo mức độ alpha-fetoprotein (AFP) trong máu của người mang thai, nhằm đánh giá nguy cơ của em bé về một số vấn đề di truyền và dị tật bẩm sinh. (A test used to measure the level of alpha-fetoprotein (AFP) in the blood of a pregnant person, assessing the baby's risk for certain genetic problems and birth defects.)

- Xét nghiệm chức năng tuyến giáp khi mang thai (Thyroid function test in pregnancy): Xét nghiệm được tiến hành khoảng mỗi bốn tuần trong nửa đầu của thai kỳ để đảm bảo người phụ nữ duy trì chức năng tuyến giáp bình thường. (A test conducted approximately every four weeks during the first half of pregnancy to ensure that the woman maintains normal thyroid function.)

- Đo đường huyết thai kỳ (Gestational diabetes test): Xét nghiệm bao gồm việc uống một dung dịch đường glucose sau đó kiểm tra mức đường huyết để phát hiện tiểu đường phát triển trong thai kỳ. (A test involves drinking a sweet glucose solution followed by a blood sugar level test to detect diabetes that develops during pregnancy.)

■ **Câu hỏi thường dùng** (Common Questions)

- "Quý vị đã từng làm xét nghiệm Pap chưa?" *(Have you had a Pap smear before?)*

- "Quý vị có cần siêu âm thai không?" *(Do you need a fetal ultrasound?)*

- "Quý vị đã từng làm xét nghiệm HPV chưa?" *(Have you had an HPV test before?)*

- "Quý vị có cần xét nghiệm hormone sinh dục không?" *(Do you need a sex hormone test?)*

- "Quý vị có cần làm siêu âm đầu dò âm đạo không?" *(Do you need a transvaginal ultrasound?)*

- "Quý vị đã từng làm xét nghiệm máu khi mang thai chưa?" *(Have you had prenatal blood tests before?)*

- "Quý vị có cần nội soi tử cung không?" *(Do you need a hysteroscopy?)*

- "Quý vị đã từng làm xét nghiệm triple test chưa?" *(Have you had a triple test before?)*

- "Quý vị có cần làm sinh thiết nội mạc tử cung không?" *(Do you need an endometrial biopsy?)*

- "Quý vị có cần xét nghiệm để kiểm tra ung thư cổ tử cung không?" *(Do you need cervical cancer screening?)*

12.4. Các phương pháp điều trị và can thiệp sản phụ khoa (Obstetrics and Gynecology Treatments and Interventions)

■ **Từ vựng y khoa chính** (Key Medical Terminology)

- Điều trị bằng thuốc tránh thai (Contraceptive therapy)
- Điều trị bằng hormone thay thế (Hormone replacement therapy - HRT)
- Phẫu thuật cắt tử cung (Hysterectomy)
- Phẫu thuật nội soi buồng trứng (Ovarian laparoscopy)
- Phẫu thuật cắt bỏ u nang buồng trứng (Ovarian cystectomy)
- Phẫu thuật điều trị ung thư cổ tử cung (Cervical cancer surgery)
- Điều trị bằng thuốc điều hòa hormone sinh dục (Hormone-regulating medication)
- Phẫu thuật cắt bỏ tử cung qua ngả âm đạo (Vaginal hysterectomy) - Vaginal hysterectomy
- Phẫu thuật điều trị sa tử cung (Uterine prolapse surgery)
- Điều trị tiền sản giật bằng thuốc (Medication for preeclampsia)
- Phẫu thuật nạo thai (Dilation and curettage - D&C)
- Phẫu thuật điều trị lạc nội mạc tử cung (Endometriosis surgery)
- Điều trị sinh non bằng thuốc (Medications to prevent preterm labor)
- Phẫu thuật điều trị thai ngoài tử cung (Ectopic pregnancy surgery)

- Điều trị viêm nhiễm phụ khoa bằng kháng sinh (Antibiotic therapy for gynecologic infections)
- Điều trị nấm âm đạo bằng thuốc kháng nấm (Antifungal treatment for yeast infection)
- Điều trị rối loạn kinh nguyệt bằng liệu pháp hormone (Hormonal therapy for menstrual disorders)
- Điều trị ung thư buồng trứng bằng hóa trị (Chemotherapy for ovarian cancer)
- Điều trị u xơ tử cung bằng phẫu thuật (Fibroid surgery)
- Điều trị vô sinh bằng phương pháp hỗ trợ sinh sản (Assisted reproductive technology - ART)

■ **Câu hỏi thường dùng** (Common Questions)

- "Quý vị có đang dùng thuốc tránh thai không?" *(Are you taking contraceptive medication?)*
- "Quý vị có cần phẫu thuật cắt bỏ u nang buồng trứng không?" *(Do you need ovarian cyst surgery?)*
- "Quý vị đã từng điều trị bằng hormone thay thế chưa?" *(Have you undergone hormone replacement therapy?)*
- "Quý vị có cần phẫu thuật cắt tử cung không?" *(Do you need a hysterectomy?)*
- "Quý vị có cần điều trị bằng thuốc điều hòa hormone sinh dục không?" *(Do you need hormone-regulating medication?)*
- "Quý vị có từng bị tiền sản giật và cần dùng thuốc không?" *(Have you ever had preeclampsia and needed medication?)*
- "Quý vị có cần điều trị lạc nội mạc tử cung không?" *(Do you need endometriosis treatment?)*

- "Quý vị có cần dùng thuốc để điều trị sinh non không?" *(Do you need medication to prevent preterm labor?)*

- "Quý vị đã từng điều trị ung thư buồng trứng bằng hóa trị chưa?" *(Have you had chemotherapy for ovarian cancer?)*

- "Quý vị có đang sử dụng các phương pháp hỗ trợ sinh sản không?" *(Are you using assisted reproductive technology?)*

12.5. Chế độ ăn uống và lối sống hỗ trợ sức khỏe sản phụ khoa (Obstetrics and Gynecology Health Nutrition and Lifestyle)

■ **Từ vựng y khoa chính** (Key Medical Terminology)

- Chế độ ăn giàu chất xơ (High-fiber diet)

- Chế độ ăn giàu canxi (Calcium-rich diet)

- Chế độ ăn cân bằng (Balanced diet)

- Uống đủ nước (Stay hydrated)

- Tập thể dục thường xuyên (Regular physical activity)

- Bổ sung vitamin D (Vitamin D supplements)

- Giảm tiêu thụ đường (Reducing sugar intake)

- Tránh thuốc lá và rượu (Avoiding smoking and alcohol)

- Chế độ ăn giàu chất chống oxy hóa (Antioxidant-rich diet)

- Thực phẩm giàu axit folic (Folic acid-rich foods)

- Chế độ ăn uống giúp cân bằng hormone (Hormone-balancing diet)

- Thực phẩm chức năng hỗ trợ thai kỳ (Prenatal supplements)

- Kiểm soát căng thẳng (Stress management)

- Ngủ đủ giấc (Adequate sleep)
- Bổ sung probiotics (Probiotics)
- Chế độ ăn ít muối (Low-sodium diet)
- Thực phẩm giàu omega-3 (Omega-3 rich foods)
- Thực phẩm giàu sắt (Iron-rich foods)
- Tránh thực phẩm chế biến và chứa hóa chất (Avoiding processed and chemical-laden foods)
- Bổ sung vitamin tổng hợp (Multivitamin supplements)

■ **Câu hỏi thường dùng** (Common Questions)

- "Quý vị có đang ăn chế độ giàu chất xơ không?" *(Are you on a high-fiber diet?)*
- "Quý vị có uống đủ nước mỗi ngày không?" *(Do you drink enough water every day?)*
- "Quý vị có tập thể dục thường xuyên không?" *(Do you exercise regularly?)*
- "Quý vị có bổ sung axit folic khi mang thai không?" *(Are you taking folic acid during pregnancy?)*
- "Quý vị có giảm tiêu thụ đường không?" *(Are you reducing sugar intake?)*
- "Quý vị có bổ sung vitamin D không?" *(Are you taking vitamin D supplements?)*
- "Quý vị có kiểm soát căng thẳng tốt không?" *(Do you manage stress well?)*
- "Quý vị có bổ sung thực phẩm chức năng hỗ trợ thai kỳ không?" *(Are you taking prenatal supplements?)*
- "Quý vị có ăn thực phẩm giàu sắt không?" *(Are you eating iron-rich foods?)*
- "Quý vị có ngủ đủ giấc không?" *(Do you get enough sleep?)*

Chương 13: Bệnh Nhi Khoa
(Pediatric Diseases)

13.1. Tổng Quan Về Bệnh Nhi Khoa

- **Từ vựng y khoa chính** (Key Medical Terminology)

  - Sốt (Fever)
  - Ho (Cough)
  - Tiêu chảy (Diarrhea)
  - Sổ mũi (Runny nose)
  - Nôn mửa (Vomiting)
  - Đau bụng (Abdominal pain)
  - Khó thở (Difficulty breathing)
  - Nhiễm trùng hô hấp cấp tính (Acute respiratory infection)
  - Hen suyễn (Asthma)
  - Viêm phế quản (Bronchitis)
  - Viêm phổi (Pneumonia)
  - Viêm tai giữa (Otitis media)
  - Sởi (Measles) - Measles
  - Thủy đậu (Chickenpox)
  - Quai bị (Mumps)
  - Ho gà (Whooping cough - Pertussis)
  - Nhiễm trùng tai (Ear infection)
  - Nhiễm khuẩn đường tiêu hóa (Gastrointestinal infection)
  - Nhiễm khuẩn da (Skin infection)
  - Suy dinh dưỡng (Malnutrition)

■ **Câu hỏi thường dùng** (Common Questions)

- "Con của quý vị có bị sốt không?" *(Does your child have a fever?)*

- "Con quý vị có bị ho không?" *(Is your child coughing?)*

- "Con quý vị có bị tiêu chảy không?" *(Does your child have diarrhea?)*

- "Con quý vị có bị nôn mửa không?" *(Is your child vomiting?)*

- "Con quý vị có khó thở không?" *(Is your child having difficulty breathing?)*

- "Con quý vị có từng bị sởi hoặc thủy đậu chưa?" *(Has your child ever had measles or chickenpox?)*

- "Con quý vị có bị viêm tai giữa không?" *(Does your child have an ear infection?)*

- "Con quý vị có bị nhiễm trùng đường tiêu hóa không?" *(Does your child have a gastrointestinal infection?)*

- "Con quý vị có vấn đề về dinh dưỡng không?" *(Does your child have nutritional issues?)*

- "Con quý vị có bị ho gà không?" *(Has your child ever had whooping cough?)*

13.2. Các bệnh lý nhi khoa hay gặp (Common Pediatric Diseases)

■ **Từ vựng y khoa chính** (Key Medical Terminology)

- Sốt phát ban (Roseola)

- Nhiễm trùng đường hô hấp cấp tính (Acute respiratory infection)

- Bệnh tay chân miệng (Hand, foot, and mouth disease)

- Nhiễm trùng tai giữa (Otitis media)

- Viêm phổi (Pneumonia)
- Hen suyễn (Asthma)
- Bệnh cúm (Influenza)
- Nhiễm khuẩn đường tiêu hóa (Gastroenteritis)
- Viêm họng cấp tính (Acute pharyngitis)
- Nhiễm trùng đường tiểu (Urinary tract infection - UTI)
- Sởi (Measles)
- Thủy đậu (Chickenpox)
- Quai bị (Mumps)
- Ho gà (Whooping cough - Pertussis)
- Viêm phế quản (Bronchitis)
- Viêm màng não (Meningitis)
- Viêm kết mạc - Đau mắt đỏ (Conjunctivitis)
- Suy dinh dưỡng (Malnutrition)
- Bệnh vàng da ở trẻ sơ sinh (Neonatal jaundice)
- Bệnh còi xương (Rickets)

- **Câu hỏi thường dùng** (Common Questions)
  - "Con của quý vị có bị bệnh tay chân miệng không?" *(Does your child have hand, foot, and mouth disease?)*
  - "Con quý vị có bị cúm không?" *(Does your child have the flu?)*
  - "Con quý vị có bị nhiễm trùng đường tiểu không?" *(Does your child have a urinary tract infection?)*
  - "Con quý vị có bị viêm phổi không?" *(Does your child have pneumonia?)*
  - "Con quý vị có gặp vấn đề về hô hấp như hen suyễn không?" *(Does your child have respiratory issues such as asthma?)*

- "Con quý vị có bị viêm màng não không?" *(Does your child have meningitis?)*

- "Con quý vị có bị suy dinh dưỡng không?" *(Does your child have malnutrition?)*

- "Con quý vị có từng bị bệnh vàng da sau sinh không?" *(Has your child ever had neonatal jaundice?)*

- "Con quý vị có gặp vấn đề về tiêu hóa không?" *(Does your child have gastrointestinal issues?)*

- "Con quý vị có từng bị bệnh rickets không?" *(Has your child ever had rickets?)*

13.3: Các xét nghiệm và thủ thuật liên quan đến bệnh nhi khoa (Pediatric Tests and Procedures)

- **Từ vựng y khoa chính** (Key Medical Terminology)

  - Xét nghiệm máu (Blood test): Xét nghiệm trong đó một mẫu máu được lấy từ trẻ em để đánh giá sức khỏe tổng quát, chẩn đoán các tình trạng y tế, theo dõi sự phát triển và tăng trưởng, hoặc đánh giá các vấn đề sức khỏe cụ thể. (A test in which a blood sample is taken from a child to assess overall health, diagnose medical conditions, monitor growth and development, or evaluate specific health issues.)

  - Xét nghiệm nước tiểu (Urine test): Xét nghiệm kiểm tra các nhiễm trùng hoặc vấn đề khác trong đường tiết niệu của trẻ, bao gồm thận, bàng quang và các ống dẫn nước tiểu. (A urine test checks for infections or other issues in the child's urinary tract, which includes the kidneys, bladder, and the tubes that carry urine.)

  - Chụp X-quang phổi (Chest X-ray): Kỹ thuật chẩn đoán hình ảnh sử dụng tia X để tạo ra hình ảnh của phổi,

178

tim, mạch máu, đường thở, xương sườn và cơ hoành. (A diagnostic imaging procedure that uses X-rays to create images of the lungs, heart, blood vessels, airways, ribs, and diaphragm.)

- Siêu âm bụng (Abdominal ultrasound): Kỹ thuật chẩn đoán hình ảnh sử dụng sóng âm tần số cao để tạo ra hình ảnh của các cơ quan và mạch máu trong bụng. (A diagnostic imaging that uses high-frequency sound waves to create pictures of the organs and blood vessels in the abdomen.)

- Chụp CT não (Brain CT scan): Kỹ thuật chẩn đoán hình ảnh sử dụng sóng âm tần số cao để tạo ra hình ảnh của các cơ quan và mạch máu trong bụng của bạn. (A diagnostic imaging that uses high-frequency sound waves to create pictures of the organs and blood vessels in the abdomen.)

- Xét nghiệm máu kiểm tra chức năng gan (Liver function test): Xét nghiệm máu đo các chất khác nhau do gan sản xuất, như protein, enzyme và bilirubin, nhằm chỉ ra các bệnh khác nhau có liên quan đến mức độ bất thường. (A blood test that measures various substances produced by the liver, such as proteins, enzymes, and bilirubin, to indicate different diseases with abnormal levels.)

- Xét nghiệm máu kiểm tra chức năng thận (Kidney function test): Các xét nghiệm nước tiểu hoặc máu đo tỷ lệ lọc cầu thận (GFR) để đánh giá chức năng hoạt động của thận. (The urine or blood tests measure the glomerular filtration rate (GFR) to evaluate how well the kidneys are working.)

- Xét nghiệm đường huyết (Blood glucose test): Xét nghiệm đo mức đường trong máu và có thể được thực hiện bằng cách chích ngón tay hoặc lấy máu từ tĩnh mạch. (A blood test measures the sugar level in the patient's blood and can be done with a finger prick or a blood draw from a vein.)

- Chọc dò tủy sống (Lumbar puncture): Phương pháp chẩn đoán dùng cây kim nhỏ để chọc lấy mẫu dịch não tủy từ cột sống, giúp chẩn đoán các tình trạng ảnh hưởng đến não, dây thần kinh và tủy sống. (A diagnostic procedure where a needle is used to remove a sample of cerebrospinal fluid from a patient's spine, helping to diagnose conditions affecting the brain, nerves, and spinal cord.)

- Xét nghiệm phân (Stool test): Xét nghiệm chẩn đoán để xác định nguyên nhân gây ra các vấn đề về tiêu hóa, bằng cách phát hiện vi khuẩn, virus và mầm bệnh trong phân. (A diagnostic test to determine the cause of digestive issues by detecting bacteria, viruses, and pathogens in the stool.)

- Xét nghiệm nhanh viêm họng do liên cầu khuẩn (Rapid strep test): Xét nghiệm nhanh sử dụng tăm bông lấy mẫu từ họng để phát hiện vi khuẩn liên cầu nhóm A, có thể gây ra viêm họng liên cầu và các bệnh nhiễm trùng khác như sốt ban đỏ, áp xe, và viêm phổi, chỉ trong vòng vài phút. (A rapid strep test uses a quick throat swab to detect group A streptococcus bacteria, which can cause strep throat and other infections like scarlet fever, abscesses, and pneumonia, within minutes.)

- Chụp cộng hưởng từ não (Brain MRI): Kỹ thuật chẩn đoán hình ảnh sử dụng từ trường và sóng radio tạo ra hình ảnh của các cấu trúc bên trong đầu, chủ yếu là não, để đánh giá, chẩn đoán và theo dõi các tình trạng y tế khác nhau ảnh hưởng đến não hoặc đầu. (A diagnostic imaging procedure that uses powerful magnets and radio waves to create images of the structures inside the head, primarily the brain, to evaluate, diagnose, and monitor various medical conditions affecting the brain or head.)

- Xét nghiệm dị ứng (Allergy test): Xét nghiệm máu đo mức độ immunoglobulin E (IgE) có thể giúp xác định xem bệnh nhân có bị dị ứng hay không. (A blood test that measures immunoglobulin E (IgE) levels can help determine if the patient has allergies.)

- Siêu âm tim (Echocardiogram): Xét nghiệm siêu âm kiểm tra cấu trúc và chức năng của tim, giúp chẩn đoán các bệnh như bệnh cơ tim và bệnh van tim. (A diagnostic procedure that checks the structure and function of the heart, diagnosing conditions such as cardiomyopathy and valve disease.)

- Xét nghiệm khí máu động mạch (Arterial blood gas test): Xét nghiệm đo lượng oxy và CO2 trong máu, đồng thời kiểm tra độ axit, hoặc còn gọi là mức độ pH. (A test measures the amounts of oxygen and carbon dioxide in the blood while also checking the acidity, known as pH level.)

- Nội soi tiêu hóa (Endoscopy): Thủ thuật kiểm tra cấu trúc bên trong cơ thể một cách rõ nét bằng cách đưa một ống dài, mỏng (nội soi) được trang bị đèn và camera vào bên trong cơ thể để ghi lại hình ảnh hoặc video của cơ quan hoặc khu vực đang được kiểm tra. (A procedure that examines the structures inside the body up close by inserting a long, thin tube (endoscope) equipped with a light and camera to capture images or videos of the organ or area being checked.)

- Xét nghiệm chức năng phổi (Pulmonary function test): Xét nghiệm đánh giá mức độ hoạt động của phổi bằng cách đo lượng không khí đi vào và ra khỏi phổi, hiệu quả trao đổi oxy từ phổi vào máu, và hiệu suất hoạt động của phổi khi tập thể dục. (A test assesses how well the patient's lungs function by measuring the amount of air that moves in and out, how efficiently oxygen transfers from the lungs to blood, and how effectively the lungs perform during exercise.)

- Điện não đồ (Electroencephalogram - EEG): Kỹ thuật đo hoạt động điện của não, chủ yếu được sử dụng để đánh giá đánh giá chức năng của não và phát hiện các bất thường về thần kinh ở trẻ em. (A test measures the brain's electrical activity, used to understand brain function and detect neurological abnormalities in children.)

- Sinh thiết da (Skin biopsy): Thủ thuật tách lấy một mẫu da nhỏ để kiểm tra, giúp phát hiện ung thư da, các tình trạng da khác nhau hoặc nhiễm trùng da. (A procedure that removes a small sample of skin for testing, helping to check for skin cancer, various skin conditions, or skin infections.)

- Kiểm tra thính lực (Hearing test - Audiometry): Kiểm tra đo khả năng nghe của bệnh nhân đối với những âm thanh khác nhau về độ to (cường độ) và tốc độ rung của sóng âm (tần số). (A test measures the patient's ability to hear sounds, which vary in loudness (intensity) and the speed of sound wave vibrations (tone).)

- ■ **Câu hỏi thường dùng** (Common Questions)
  - "Con của quý vị đã từng làm xét nghiệm máu chưa?" *(Has your child ever had a blood test?)*
  - "Con quý vị có cần chụp X-quang phổi không?" *(Does your child need a chest X-ray?)*
  - "Con quý vị đã từng làm xét nghiệm nước tiểu chưa?" *(Has your child ever had a urine test?)*
  - "Con quý vị có cần làm siêu âm bụng không?" *(Does your child need an abdominal ultrasound?)*
  - "Con quý vị có cần chụp CT não không?" *(Does your child need a brain CT scan?)*
  - "Con quý vị có cần xét nghiệm phân không?" *(Does your child need a stool test?)*
  - "Con quý vị có cần xét nghiệm dị ứng không?" *(Does your child need an allergy test?)*
  - "Con quý vị đã từng làm siêu âm tim chưa?" *(Has your child ever had an echocardiogram?)*
  - "Con quý vị có cần xét nghiệm chức năng phổi không?" *(Does your child need a pulmonary function test?)*
  - "Con quý vị đã từng làm điện não đồ chưa?" *(Has your child ever had an EEG?)*

13.4: Các phương pháp điều trị và can thiệp bệnh nhi khoa (Pediatric Treatments and Interventions)

- ■ **Từ vựng y khoa chính** (Key Medical Terminology)
  - Điều trị bằng kháng sinh (Antibiotic therapy)
  - Điều trị bằng thuốc hạ sốt (Antipyretic treatment)
  - Điều trị bằng thuốc kháng viêm không steroid (NSAID therapy)

- Điều trị bằng thuốc kháng Histamin (Antihistamine therapy)
- Điều trị bằng liệu pháp oxy (Oxygen therapy)
- Truyền dịch (Intravenous fluid therapy)
- Phẫu thuật cắt amidan (Tonsillectomy)
- Phẫu thuật dẫn lưu dịch tai (Ear tube surgery)
- Phẫu thuật cắt ruột thừa (Appendectomy)
- Điều trị bằng thuốc giãn phế quản cho hen suyễn (Bronchodilator therapy for asthma)
- Điều trị bằng thuốc kháng virus (Antiviral therapy)
- Phẫu thuật điều trị bệnh tim bẩm sinh (Congenital heart defect surgery)
- Điều trị bằng thuốc bổ sung vitamin (Vitamin supplementation)
- Điều trị bệnh vàng da ở trẻ sơ sinh bằng ánh sáng (Phototherapy for neonatal jaundice)
- Điều trị suy dinh dưỡng bằng liệu pháp dinh dưỡng (Nutritional therapy for malnutrition)
- Điều trị tiêu chảy bằng dung dịch bù nước (Oral rehydration solution - ORS therapy)
- Điều trị bằng thuốc chống co giật (Anticonvulsant therapy)
- Điều trị suy hô hấp bằng máy thở (Mechanical ventilation for respiratory failure)
- Phẫu thuật điều trị thoát vị (Hernia surgery)
- Điều trị bệnh nấm da bằng thuốc kháng nấm (Antifungal treatment for skin infections)

■ **Câu hỏi thường dùng** (Common Questions)

- "Con của quý vị có đang dùng kháng sinh không?" *(Is your child taking antibiotics?)*

- "Con quý vị có cần dùng thuốc hạ sốt không?" *(Does your child need antipyretics?)*

- "Con quý vị có đang điều trị bằng thuốc giãn phế quản cho hen suyễn không?" *(Is your child using bronchodilators for asthma?)*

- "Con quý vị có cần truyền dịch không?" *(Does your child need IV fluids?)*

- "Con quý vị có cần điều trị bằng liệu pháp oxy không?" *(Does your child need oxygen therapy?)*

- "Con quý vị đã từng phẫu thuật cắt amidan chưa?" *(Has your child had a tonsillectomy before?)*

- "Con quý vị có cần dùng thuốc bổ sung vitamin không?" *(Does your child need vitamin supplements?)*

- "Con quý vị có cần điều trị tiêu chảy bằng dung dịch bù nước không?" *(Does your child need ORS therapy for diarrhea?)*

- "Con quý vị có từng điều trị bệnh vàng da bằng liệu pháp ánh sáng không?" *(Has your child had phototherapy for jaundice?)*

- "Con quý vị có cần điều trị bằng thuốc kháng virus không?" *(Does your child need antiviral therapy?)*

Chương 14: Bệnh Ung Thư (Cancer)

14.1. Giới Thiệu Chung về Ung Thư (Introduction to Cancer)

- Ung thư (Cancer): Bệnh xảy ra do sự tăng sinh không kiểm soát của tế bào bất thường. (Cancer is the uncontrolled growth of abnormal cells.)

- Khối u lành tính (Benign tumor) và Khối u ác tính (Malignant tumor): Khối u không di căn và khối u có khả năng lan rộng. (Benign tumors do not spread, while malignant tumors can metastasize.)

14.2. Ung Thư Phổi (Lung Cancer)

- Ung thư phổi không tế bào nhỏ (Non-small cell lung cancer - NSCLC): Dạng phổ biến nhất của ung thư phổi. (The most common form of lung cancer.)

- Ung thư phổi tế bào nhỏ (Small cell lung cancer - SCLC): Dạng ung thư phát triển nhanh. (The fast-growing form of cancer.)

- Di căn (Metastasis): Lan rộng từ phổi sang các bộ phận khác. (Spread from the lungs to other parts of the body.)

14.3. Ung Thư Vú (Breast Cancer)

- Ung thư ống tuyến (Ductal carcinoma): Dạng ung thư phổ biến nhất trong các ống dẫn sữa. (The most common form of cancer in the milk ducts.)

- Ung thư thùy tuyến (Lobular carcinoma): Ung thư bắt đầu từ các thùy tuyến sữa. (Cancer that begins in the lobules of the breast.)

- Khối u HER2 dương tính (HER2-positive malignancy): Dạng ung thư vú có thụ thể HER2. (HER2-positive breast cancer.)

14.4. Ung Thư Gan (Liver Cancer)

- Ung thư tế bào gan (Hepatocellular carcinoma - HCC): Dạng phổ biến nhất của ung thư gan. (The most common form of liver cancer.)

- Ung thư đường mật trong gan (Intrahepatic cholangiocarcinoma): Ung thư xuất phát từ ống mật trong gan. (Cancer that originates from the bile ducts within the liver.)

- Xơ gan (Cirrhosis): Một yếu tố nguy cơ chính của ung thư gan. (A major risk factor for liver cancer.)

14.5. Ung Thư Dạ Dày (Stomach Cancer)

- Ung thư tuyến dạ dày (Gastric adenocarcinoma): Dạng ung thư phổ biến nhất trong dạ dày. (The most common form of cancer in the stomach.)

- Ung thư tế bào nhẫn (Signet ring cell carcinoma): Loại ung thư hiếm gặp nhưng xâm lấn mạnh. (A rare but highly invasive type of cancer.)

- Nội soi dạ dày (Gastroscopy): Phương pháp chẩn đoán bằng cách nội soi. (Endoscopic examination of the stomach.)

14.6. Ung Thư Đại Trực Tràng (Colorectal Cancer)

- Ung thư đại tràng (Colon cancer): Ung thư bắt nguồn từ các tế bào của đại tràng. (Cancer that originates from the cells of the colon.)

- Ung thư trực tràng (Rectal cancer): Ung thư xuất hiện ở trực tràng, phần cuối của đại tràng. (Cancer that appears in the rectum, the final section of the colon.)

- Polyp đại tràng (Colonic polyp): Khối u nhỏ có thể phát triển thành ung thư. (A benign growth that may progress to cancer.)

14.7. Ung Thư Tuyến Tiền Liệt (Prostate Cancer)

- Ung thư tuyến tiền liệt không xâm lấn (Localized prostate cancer): Ung thư giới hạn ở trong tuyến tiền liệt. (Cancer that is completely inside the prostate gland.)

- Ung thư tuyến tiền liệt di căn (Metastatic prostate cancer): Ung thư lan rộng ra ngoài tuyến tiền liệt. (Cancer that spreads beyond the prostate gland.)

- Kháng androgen (Androgen resistance): Khả năng không đáp ứng với liệu pháp hormone. (Resistance to androgen deprivation therapy.)

14.8. Ung Thư Tụy (Pancreatic Cancer)

- Ung thư tuyến tụy (Pancreatic adenocarcinoma): Dạng ung thư phổ biến nhất ở tụy. (The most common form of cancer in the pancreas.)

- Khối u thần kinh nội tiết (Neuroendocrine tumor): Dạng ung thư hiếm gặp từ các tế bào thần kinh nội tiết. (A rare form of cancer arising from neuroendocrine cells.)

- Xạ trị proton (Proton therapy): Sử dụng proton để tiêu diệt tế bào ung thư. (Using protons for radiation treatment.)

14.9. Ung Thư Vòm Họng (Nasopharyngeal Cancer)

- Ung thư vòm họng không biệt hóa (Undifferentiated nasopharyngeal carcinoma): Dạng ung thư phổ biến nhất trong khu vực Đông Nam Á. (The most common form of cancer in Southeast Asia.)

- Nhiễm virus Epstein-Barr (Epstein-Barr virus infection): Một yếu tố nguy cơ dẫn đến ung thư vòm mũi họng. (A risk factor leads to nasopharyngeal cancer.)

- Xạ trị (Radiation therapy): Phương pháp điều trị chính cho ung thư vòm họng. (The main treatment for nasopharyngeal cancer.)

14.10. Ung Thư Bạch Cầu (Leukemia)

- Bạch cầu cấp dòng tủy (Acute myeloid leukemia - AML): Dạng ung thư bạch cầu dòng tủy phát triển nhanh. (A type of cancer that progresses quickly.)

- Bạch cầu cấp dòng lympho (Acute lymphoblastic leukemia - ALL): Dạng ung thư thường gặp ở trẻ em. (A common form of cancer in children.)

- Ghép tủy xương (Bone marrow transplantation): Phương pháp điều trị chính cho bệnh bạch cầu. (The main treatment for leukemia.)

14.11. Ung Thư Hạch (Lymphoma)

- U lympho Hodgkin (Hodgkin lymphoma): Dạng ung thư hạch phổ biến. (A common form of lymphoma.)

- U lympho không Hodgkin (Non-Hodgkin lymphoma): Các dạng ung thư hạch khác không thuộc Hodgkin. (Other types of lymphoma that are not Hodgkin lymphoma.)

- Hóa trị (Chemotherapy): Điều trị chính cho ung thư hạch. (The main treatment for lymphoma.)

14.12. Ung Thư Thận (Kidney Cancer)

- Ung thư tế bào thận (Renal cell carcinoma - RCC): Dạng phổ biến nhất của ung thư thận. (The most common form of kidney cancer.)

- Ung thư biểu mô đường niệu (Urothelial carcinoma): Ung thư ở mô lót bàng quang, thận và các phần khác của hệ thống tiết niệu. (Cancer in tissue that lines bladder, kidneys and other parts of the urinary system)

- Phẫu thuật cắt thận bán phần (Partial nephrectomy): Loại bỏ một phần của thận bị ung thư. (Removing the cancerous or damaged part of the kidney.)

14.13. Ung Thư Buồng Trứng (Ovarian Cancer)

- Ung thư biểu mô buồng trứng (Ovarian epithelial carcinoma): Dạng phổ biến nhất của ung thư buồng trứng. (The most common form of ovarian cancer.)

- Ung thư tế bào mầm buồng trứng (Germ cell ovarian tumor): Dạng ung thư hiếm gặp từ tế bào trứng. (A rare form of cancer forms in the germ (egg) cells.)

- Cắt bỏ buồng trứng (Oophorectomy): Phẫu thuật loại bỏ buồng trứng. (Surgery that removes the ovary.)

14.14. Ung Thư Cổ Tử Cung (Cervical Cancer)

- Ung thư biểu mô vảy (Squamous cell carcinoma): Dạng phổ biến nhất của ung thư cổ tử cung. (The most common form of cervical cancer.)

- Ung thư biểu mô tuyến (Adenocarcinoma): Loại ung thư ít phổ biến hơn nhưng nguy hiểm hơn. (A less common but more dangerous type of cancer.)
- Xét nghiệm phết tế bào cổ tử cung (Pap smear): Phương pháp sàng lọc ung thư cổ tử cung. (A screening test for cervical cancer.)

14.15. Ung Thư Da (Skin Cancer)

- Ung thư tế bào đáy (Basal cell carcinoma): Dạng ung thư da phổ biến nhất. (The most common form of skin cancer.)
- Ung thư tế bào vảy (Squamous cell carcinoma): Ung thư da thường do tiếp xúc ánh nắng. (A type of skin cancer that is caused by exposure to sunlight.)
- Melanoma: Dạng ung thư da nguy hiểm nhất, dễ di căn. (Most dangerous form of skin cancer.)

14.16. Ung Thư Tuyến Giáp (Thyroid Cancer)

- Ung thư nhú tuyến giáp (Papillary thyroid carcinoma): Dạng ung thư tuyến giáp phổ biến nhất. (The most common form of thyroid cancer.)
- Ung thư nang tuyến giáp (Follicular thyroid carcinoma): Dạng ung thư tuyến giáp ít gặp hơn. (A less common type of thyroid cancer.)
- Cắt bỏ tuyến giáp (Thyroidectomy): Phẫu thuật cắt bỏ tuyến giáp. (A surgical procedure removes all or part of the thyroid gland.)

14.17. Ung Thư Xương (Bone Cancer)

- Osteosarcoma: Dạng ung thư xương phổ biến ở trẻ em và thanh thiếu niên. (The most common form of bone cancer in children and adolescents.)

- Chondrosarcoma: Ung thư xuất phát từ mô sụn. (Cancer arising from cartilage tissue.)
- Cắt bỏ chi (Amputation): Loại bỏ một phần hoặc toàn bộ chi bị ảnh hưởng. (A surgical procedure removes a portion or the entire affected limb.)

14.18. Ung Thư Miệng (Oral Cancer)

- Ung thư biểu mô tế bào vảy (Squamous cell carcinoma of the oral cavity): Dạng phổ biến nhất của ung thư miệng. (The most common form of oral cancer.)
- Ung thư tuyến nước bọt (Salivary gland cancer): Ung thư xuất phát từ các tuyến nước bọt. (Cancer that originates from the salivary glands.)
- Phẫu thuật cắt bỏ (Surgical excision): Phương pháp điều trị chính cho ung thư miệng. (The main treatment method for oral cancer.)

14.19. Ung Thư Lưỡi (Tongue Cancer)

- Ung thư biểu mô vảy của lưỡi (Squamous cell carcinoma of the tongue): Dạng phổ biến nhất. (The most common form of tongue cancer.)
- Cắt bỏ lưỡi (Glossectomy): Phẫu thuật loại bỏ một phần hoặc toàn bộ lưỡi. (A surgical procedure removes a portion or the entire affected limb.)
- Xạ trị (Radiation therapy): Phương pháp bổ sung sau phẫu thuật. (An adjuvant therapy after surgery.)

14.20. Ung Thư Tuyến Nước Bọt (Salivary Gland Cancer)

- Ung thư tuyến mang tai (Parotid gland cancer): Ung thư xuất phát từ tuyến mang tai. (Cancer that originates from the parotid gland.)

- Ung thư tuyến dưới hàm (Submandibular gland cancer): Dạng ung thư hiếm hơn từ tuyến dưới hàm. (A rarer form of cancer originating from the submandibular gland.)

- Phẫu thuật cắt bỏ tuyến (Salivary gland excision): Loại bỏ toàn bộ hoặc một phần tuyến. (A surgical procedure that removes the entire salivary gland or part of it.)

NHÀ XUẤT BẢN WYNN MEDICAL CENTER

WYNN MEDICAL CENTER PUBLISHER

Rosemead, Los Angeles County, CA 91770, USA

Tel: +1 (626) 573-9003 / (626) 316-8287 / (626) 316-8169

Fax: (626) 573-0641

TIẾNG VIỆT Y KHOA
DÀNH CHO
CHUYÊN VIÊN SỨC KHỎE
TẠI HOA KỲ

PGS. BS. HUỲNH WYNN TRẦN

Tái bản lần thứ nhất tại Hoa Kỳ năm 2024

Phát hành trên hệ thống POD toàn cầu

Biên tập, hiệu đính & thiết kế bản in:

Nguyễn Minh Tiến